BERNHARD LUDWIG

Die
Morgen
darf ich
essen
was ich will
Diät

Der Inhalt

2.

Das Ernährungs-konzept 10in2 46

3.

Rezepte für die Ess-Tage 104

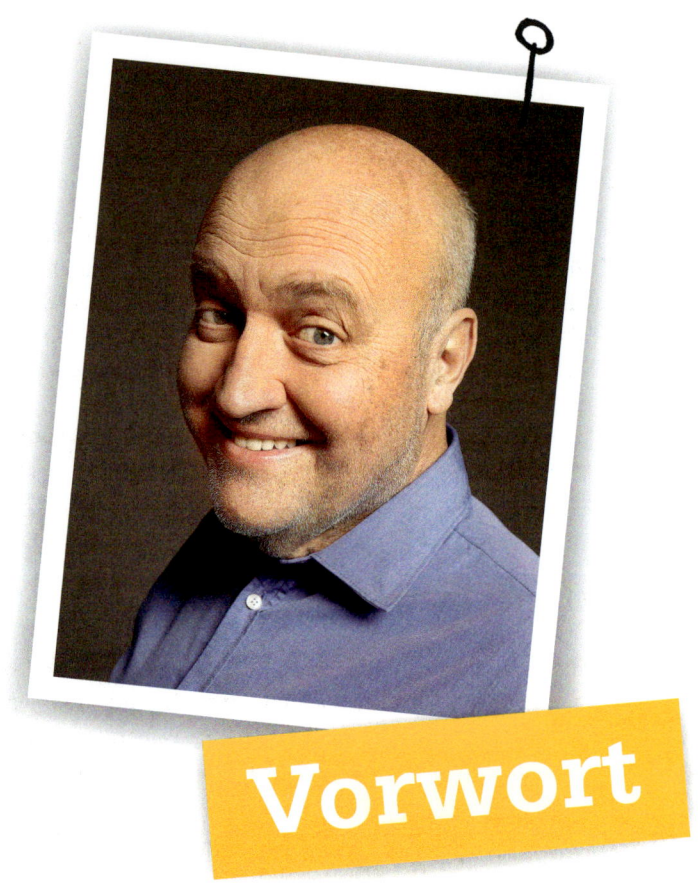

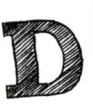 **Vorwort**

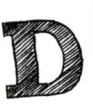er Kauf dieses Buches war eine hervorragende Entscheidung! Das war Ihr erster erfolgreicher Schritt in Ihr neues, schlankeres und glücklicheres Leben. Warum Sie morgen alles essen dürfen, was Sie wollen und sich dabei rundum wohl fühlen, das erkläre ich Ihnen auf den nächsten Seiten gerne im Detail. Ich verrate Ihnen außerdem, wie Sie es ganz einfach schaffen, von der Kalorienüberversorgung herunterzukommen und das ganz ohne unzählige, strenge Regeln und Schuldgefühle. Versprochen!

Unterhaltsam, provokant ...

Jedenfalls haben Sie mit diesem Buch und den Erkenntnissen, die Sie durch eben dieses erlangen werden, ein außerordentlich spannendes Projekt vor sich. In Österreich kennt man mich seit vielen Jahren als Seminarkabarettisten und mein »Lehrziel« bei jeder Veranstaltung ist es stets, dass meine Besucher, nachdem der Vorhang gefallen ist, nicht ganz sicher sind, ob Sie ein Kabarett oder ein Seminar besucht haben.

Lassen Sie also auch uns ausprobieren, ob Sie nach Beendigung dieser Lektüre genau sagen können, ob Sie sich mit einem provokanten Ratgeber beschäftigt haben oder an einer lösungsorientierten Kurzzeittherapie teilgenommen haben.

... und mit Expertise

In meinen anderen Büchern habe ich mich eingehend mit den Themen »Anleitung zum Diätwahnsinn«, »Anleitung zum Herzinfarkt«, »Anleitung zum Lustvoll Leben« sowie »Anleitung zur sexuellen Unzufriedenheit« beschäftigt. Das, was Sie hier nun in Händen halten, beinhaltet persönliche Erfahrungen aus vielen Jahren sowie das Wissen einer Reihe renommierter Experten zu den Themen Ernährung und »alternierendes Fasten« als Anleitung für ein gesünderes Leben. Denn ab morgen dürfen Sie essen, was Sie wollen – wenn Sie jeden zweiten Tag fasten!

Die feinen Rezepte von Gourmetkoch und 10in2-Experten Erwin Haas ergänzen das Buch aufs Vorzüglichste. So schwindeln Sie ganz nebenbei mehr Gesundheit und Frische in Ihre Mahlzeiten und machen aus Ihren Ess-Tagen echte Genusserlebnisse. Mit dem Drei-Wochen-Programm können Sie dann auch gleich morgen loslegen.

Dieses Buch richtet sich an Frauen wie an Männer. Um den Lesefluss angenehm zu gestalten, schreibe ich mal von Professorinnen und Professoren, Psychotherapeutinnen und Psychotherapeuten, Präsidentinnen und Präsidenten, Päpstinnen und Päpsten.

Ich wünsche Ihnen viel Erfolg, Gesundheit und gute Unterhaltung, wenn Sie ab morgen essen dürfen was Sie wollen!

Ihr *Bernhard Ludwig*

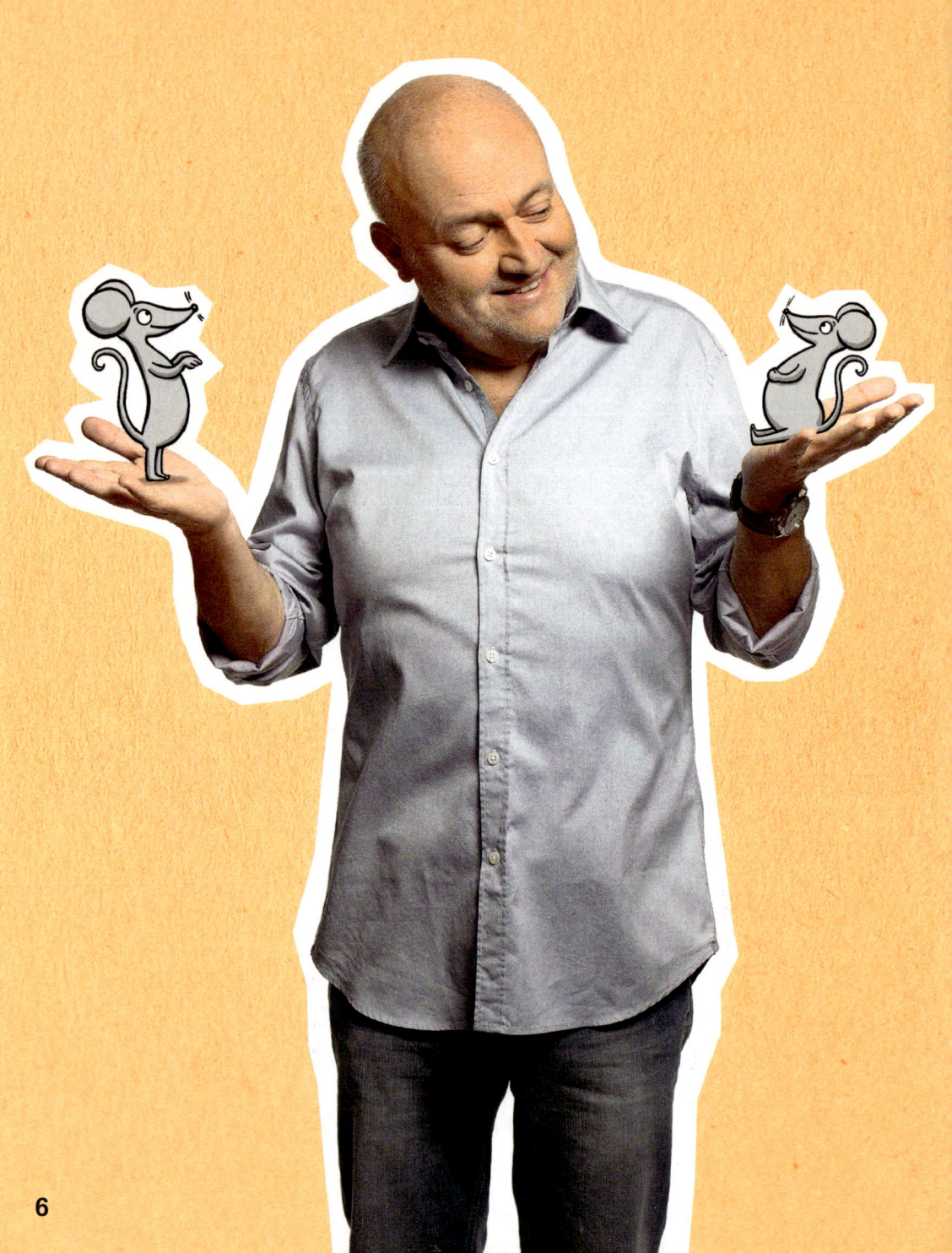

Die besten Wege in die Jojo-Falle

Wie unser Lebensstil dick macht ...

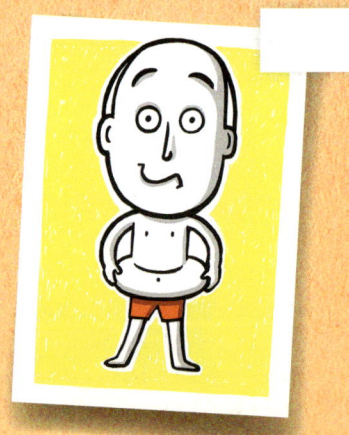

Zuviel Zucker und Fett, zu wenig Qualität beim Essen und zu wenig Bewegung. Die Ursachen für die Kilos zuviel liegen auf der Hand. Zudem wechseln Ernährungstrends im Monatstakt. Was tun? Die Lösung: Alternierendes Fasten.

I n den vergangenen Jahren hat der in den Industrieländern vorherrschende Lebensstil für die Zunahme verschiedener dramatischer Krankheitsbilder gesorgt. In unserer Gesellschaft leiden immer mehr Menschen unter Bluthochdruck, Herzinfarkt, Übergewicht, Typ-2-Diabetes, Stress, Burn-out, Sexualstörungen und anderen abscheulichen Zuständen. Wir sind überarbeitet, essen schlecht, trinken zu wenig oder zu viel und bewegen uns zu wenig.

Moderne Zeiten

Durch diese Faktoren wird ein gesundes und lustvolles Leben erschwert, ja, unmöglich gemacht. Es ist mir daher ein großes Anliegen, diverse Irrtümer, falsche Annahmen, ungünstige Verhaltensweisen und den ganzen damit zusammenhängenden Wahnsinn aufzuklären, der in den letzten Jahren zur Entwicklung des typisch westlichen Lebensstils und damit zu einem dramatisch erhöhten Gesundheits- und Sterberisiko geführt hat.

Ohne Gesundheit ist alles gar nichts

Sollten Sie jetzt Anflüge einer leichten Depression spüren, machen Sie sich bitte keine weiteren Gedanken darüber. Ich zeige Ihnen in diesem Buch auch einen durchaus interessanten, alternativen Lebensstil. Jede Gesundheits- und Ernährungsstrategie, um besser zu leben, kann mit meiner einfach umsetzbaren Philosophie, die ich Ihnen auf den nächsten Seite vorstelle, funktionieren und kombiniert werden.

Es gibt heute eine Vielzahl an Aufklärungsmaßnahmen zum Thema Gesundheit, die natürlich in der Hoffnung publiziert werden, dass sich etwas ändert. Man möchte Wissen unter die Menschheit bringen, um zu verhindern, dass weiterhin die Hälfte von uns an einem Schlaganfall oder Herzinfarkt in Folge von Bluthochdruck und/oder Übergewicht stirbt. Die Sinnhaftigkeit dieses missionarischen Eifers steht jedoch in Frage: Denn wenn Sie sich den Großteil der westlichen Welt einmal anschauen, werden Sie den Eindruck gewinnen, dass sich die meisten Zeitgenossen mit einem breiten Spektrum an kühnen Verhaltensversuchen darum bemühen, ihr Leben möglichst effizient bereits im Keim zu ersticken.

Diät- und anderer Wahnsinn

An erster Stelle der Beliebtheitsskala steht diesbezüglich der Diätwahnsinn, der uns heutzutage bereits in die Wiege gelegt wird. Er scheint immerhin Ausdruck einer Art kollektiver Verzweiflung angesichts der epidemischen Zunahme von Übergewicht zu sein. Gut, und dann gibt es natürlich die armen weiblichen Wesen, die von klein auf mit dem Wunschbild einer Barbie-Anatomie aufwachsen und irgendwann gar nicht mehr anders können als das als normal anzuerkennen. Aber das ist ein anderes Thema.

Im Top-Ranking eines gesundheitsgefährdenden Lebenswandels ganz vorne mit dabei ist auch die heimlich ablaufende Organisation eines möglichst frühen Herzinfarkts, dicht gefolgt von Blutdrucksowie unterschiedlichstem Stoffwechselwahnsinn bis hin zu Typ-2-Diabetes und

Krebs. Nicht zu vergessen hierbei auch der Dauerzustand »Overworked and underfucked« (zu deutsch: »überarbeitet und wenig Spaß im Bett«) gepaart mit beruflichem und privatem Stress. Wenn das ein moderner Lebenswandel sein soll, dann werden Sie mir doch sicherlich zustimmen, dass dieser keinesfalls erstrebenswert ist und umgehend geändert werden sollte.

Bauch kommt, Gesundheit geht

Ja, wir leben in fetten Zeiten. Aber erfreulicherweise scheint es sich herumgesprochen zu haben, dass Übergewicht krank macht und dass Fettleibigkeit eine Krankheit ist. Sie verringert nicht nur Lebensqualität und Lebenserwartung, sondern ist oft Ausgangspunkt zahlreicher anderer Begleiterscheinungen und gesundheitlicher Komplikationen.

Typ-2-Diabetes, Bluthochdruck, Fettstoffwechselstörungen, Herz-Kreislauf-Erkrankungen, hormonelle Entgleisungen, Atem- und Gelenkbeschwerden sind nur ein paar der häufigsten, körperlich spürbaren Folgen. Nicht zu vergessen sind auch die sogenannten psychosozialen Auswirkungen, die ein Übergewichtiger zu ertragen hat, wenn er aufgrund seiner Figur unter mangelndem Selbstwert leidet, Depressionen oder ein schlechtes Gewissen entwickelt. Von den vielen Einschränkungen der Aktivitäten des täglichen Lebens ganz zu schweigen.

9 GUTE GRÜNDE, WARUM ABNEHMEN FÜR SIE GUT SEIN KANN

Es verbessert ...

- Ihr Selbstbewusstsein, Ihre Lebensqualität und Ihr Wohlbefinden
- Ihre Beweglichkeit durch weniger Gelenkbeschwerden
- Ihr gutes (HDL-)Cholesterin

Es senkt ...

- Ihr Risiko für Bluthochdruck oder Ihre Werte bei bereits bestehendem Bluthochdruck
- Ihr Risiko an Typ-2-Diabetes zu erkranken
- Ihr Risiko für einen Schlaganfall oder Herzinfarkt
- Ihr Gesamtcholesterin sowie Ihr schlechtes (LDL-)Cholesterin
- Ihr Risiko für Stoffwechselstörungen, Herz- und Gefäßkrankheiten
- Ihr Risiko für Tumorerkrankungen

Nie mehr Diät!

Das Thema Ernährung treibt deshalb so skurrile Blüten, weil jeder, der auch nur ansatzweise über eine gute Portion Menschenverstand verfügt, weiß was er tun muss, um dick zu werden: Essen, mehr essen, viel essen, wenig bewegen. Und was muss man tun, damit man abnimmt? Nichts essen, wenig essen, viel bewegen. Leuchtet ein, diese Bilanzidee, oder?

Aber: Nur ein Denkfehler, der so logisch klingt, kann sich über einen derartig langen Zeitraum halten. Seit über 30 Jahren erzählt man uns von kompetenter Seite, dass die Hauptursache von Übergewicht vor allem der Kombination von zu viel Essen bei zu wenig Bewegung geschuldet sei. Nun hat man festgestellt, dass dieser Zusammenhang nur im Extrem zutrifft. Wenn man wenig oder gar nichts isst und sich viel bewegt, nimmt man natürlich ab und umgekehrt auch. Aber auch im Bereich zwischen diesen Extremen ist alles möglich.

Dick, dicker, am dicksten

Wenn man sich das Körpergewicht der Bewohner unserer Breitengrade ansieht, dann gibt es eine traurige Nachricht: Abgespeckt haben in den letzten 50 Jahren nur unsere Schaufensterpuppen. Die Menschen in den westlichen Industrieländern waren noch nie so dick wie heute, Tendenz weiterhin steigend. Und das trotz unzähliger neuer, Erfolg versprechender Diäten, wundersamen Schlankmachern und Light-Produkten. Oder vielleicht gar nicht »trotz« sondern viel eher »wegen«?

Auch die neuesten Statistiken der Weltgesundheitsorganisation (WHO, World Health Organization) belegen den Trend zu mehr Gewicht. Die WHO geht sogar so weit, von der globalen Epidemie des 21. Jahrhunderts zu sprechen, da es erstmals in der Geschichte der Menschheit mehr Über- als Unterernährung gibt. Ein dicker Bauch ist heute kein Zeichen mehr von Wohlstand, sondern Ausdruck von Nachlässigkeit und Disziplinlosigkeit.

Was muss man tun, um dick zu werden?

Die Antwort ist denkbar einfach und hat etwas mit viel Essen – am besten Fast Food und/oder möglichst fetten Gerichten – zu tun. Ich traue mich außerdem fast zu wetten, dass sich auf der Liste der Lieblingsspeisen von jedem von uns sehr viele finden lassen, die zu den Top-Dickmach-Kandidaten zählen. Und wenn man dann schon zu denen greift, dann natürlich nach einem stressigen Tag oder um zehn Uhr abends. Oder beides.

Sich wenig bewegen

Dann ist da noch der Faktor zu wenig Bewegung. Viele Menschen laufen, inspiriert von dieser Bilanzidee, mit der Überzeugung durchs Leben, dass sie abnehmen, wenn Sie weniger essen und sich gleichzeitig mehr bewegen.

Das stimmt prinzipiell schon, nur ist vielen der richtige Zusammenhang der beiden Variablen Essen und Bewegung nicht klar. Entscheidend ist nicht nur wie viel, sondern auch, was und vor allem wann man isst und wie viel man sich bewegt.

Mehr essen

Grundsätzlich geht die Rechnung aus zu viel Essen und zu wenig Bewegen natürlich auf, jedoch nur im Extrem: Wenn eine Gruppe von Personen sehr viel isst und sich kaum bewegt, und die andere Gruppe wenig isst und wie wahnsinnig Sport betreibt, macht das natürlich einen sicht- und messbaren Unterschied.

Kalorien sparen

Hierzu eine Untersuchung, die mein Freund, der Ernährungspsychologe Volker Pudel gerne zitierte. Wenn eine Gruppe von Menschen über einen Zeitraum von zwei bis sechs Monaten 300 Kalorien pro Tag mehr als sonst zu sich nimmt, ändert sich bei manchen Teilnehmern gar nichts. Ein paar andere nehmen hingegen viel zu,

und wieder ein paar andere nur ein wenig. Das bedeutet, dass es für den Einzelnen egal ist, ob er jeden Tag eine Mahlzeit mehr oder weniger isst. Nimmt eine Gruppe über denselben Zeitraum 300 Kalorien pro Tag weniger zu sich, ändert sich bei ein paar Teilnehmern gar nichts, einige nehmen viel ab und andere wenig. Die Rechnung vom Kaloriensparen und Abnehmen geht somit nicht für jeden auf.

Fettspeichern auf Teufel komm raus

Um zu leben benötigen wir Energie. Was durch die Nahrung zugeführt wird, braucht man für den Grundumsatz, also für die Erhaltung der Grundfunktionen des Körpers (Herzschlag, Atmung, Verdauung, Stoffwechsel und so weiter), die Wärmebildung – die Thermogenese verbraucht etwa ein Sechstel der Gesamtenergie, um uns schön warm zu halten – und das alles in nüchternem Zustand bei völliger Ruhe und einer Umgebungstemperatur von 20 Grad Celsius. Bei einem Erwachsenen mit leichter körperlicher Betätigung durch Arbeit und Freizeitaktivitäten macht der Grundumsatz zwischen 60 und 70 Prozent der gesamten benötigten Energie aus, je nach seiner individuellen Körperzusammensetzung.

Auch wenn wir scheinbar gar nichts tun, läuft unser Organismus auf Hochtouren. Es wird permanent um- und aufgebaut, Nährstoffe werden in Bausteine für Zellstrukturen zerlegt und für die Energiegewinnung im Zellstoffwechsel bereitgestellt. Ein wichtiger Motor sind dabei Hormone, vor allem das Insulin.

Dicke Kinder

Univ. Prof. Dr. Kurt Widhalm,
ehemaliger Leiter der Abteilung für Ernährungsmedizin
an der Universitätsklinik für Kinder- und Jugendheilkunde in Wien; Präsident des Österreichischen Akademischen Instituts für Ernährungsmedizin (ÖAIE)

Die WHO stellte bereits 2007 fest, dass Übergewicht in Europa zur häufigsten Gesund-
heitsstörung im Kindesalter geworden ist. Dieses Ergebnis wurde auch in der bislang
größten europaweiten Ernährungsstudie »HELENA« (Healthy Lifestyle in Europe by Nut-
rition in Adolescence) von 2005 bis 2008 bestätigt. Untersucht wurde der Ernährungs-
und Gesundheitszustand von 13- bis 16-Jährigen.

Die Studie zeigt, dass Kinder und Jugendliche sehr wenig Gemüse, dafür doppelt so viel
Fleisch essen wie empfohlen. Erschreckende 23 Prozent der zugeführten Energie eines
deutschen Teenagers beziehungsweise 20 Prozent bei einem österreichischen, erfolgt
durch gezuckerte Getränke, wobei auch alkoholhaltige Getränke (Bier, Wein, Alkopops)
bereits in diesem Alter einen nicht unbeträchtlichen Anteil ausmachen.

Zudem lässt die körperliche Aktivität zu wünschen übrig: Nur 58 Prozent der Jungen und
31 Prozent der Mädchen bewegen sich täglich eine Stunde. All das hat weitreichende
Folgen, denn die Fitness korreliert mit der Insulinresistenz; Typ-2-Diabetes oder auch
Herz-Kreislauf-Erkrankungen sind die Folgen. Fast jeder vierte Junge und mehr als jedes
fünfte Mädchen sind übergewichtig, sechs Prozent davon bereits fettleibig (adipös).

Die traurige Realität: Die einzige Alternative bei nicht erfolgter Gewichtsreduktion sind
chirurgische Maßnahmen. Die ersten Langzeitergebnisse von vier Jahren bestätigen
diese Vorgehensweise und zeigen sehr gute Erfolge.

Trotzdem sind andere, sanftere Wege wünschenswert, da jede Operation auch Risiken
birgt. Was uns die Entwicklung wirklich sagt, ist, dass es dringend an der Zeit ist, über
neue Methoden nachzudenken. Einen gesunden Lebenswandel, eine gesunde Ernährung und Bewegung liegen klar auf der Hand. Und als wirkliche Abhilfe der Fettleibigkeit
bei Kindern und Jugendlichen steht das alternierende Fasten ganz oben auf meiner
Wunschliste. So müssen die Betroffenen jeden zweiten Tag keinen Gedanken mehr an
Essen und Beschaffung von Nahrungsmitteln verschwenden.

Dickmacher Insulin

Während des Essens beginnt der Verdauungsprozess. Dabei werden mit Hilfe von Enzymen Kohlenhydrate (Zucker) in Glukose (Traubenzucker), Eiweiß in Aminosäuren und Fette in Fettsäuren zerlegt und in die Blutbahn aufgenommen. Hier tritt nun das Insulin auf den Plan, welches die Nährstoffe in die Zellen einschleust und so die erhöhten Zucker-, Fett- und Eiweißspiegel nach einer Mahlzeit im Blut senkt.

Besonders herausgefordert wird die Insulinpolizei, wenn man zu viel isst. Schließlich ist die Aufnahmefähigkeit der Körperzellen begrenzt, und dann liegt es am Insulin, sich etwas für den Überschuss einfallen zu lassen. Was tut also das Hormon? Es lagert das Zuviel an Nährstoffen als Fettreserve in die Muskel-, Leber- und Fettzellen ein und hemmt gleichzeitig durch seine Wirkung den Fettabbau.

Wenn man also zu viel Fett und Zucker zu sich nimmt, dann wird das Insulin zum Fettblocker und lässt unseren Körper zur Energieversorgung nicht mehr auf seine eigenen Fettreserven zurückgreifen. Führt man sich nun vor Augen, dass Fettzellen unerschöpflich sind und dass jede einzelne ihren Umfang um das 200-fache erhöhen und bei Bedarf auch neue Fettzellen bilden kann, kann man sich leicht ausmalen, wo das hinführt.

Dicker mit der GERACH-Diät

Ein Grund für die stetige Gewichtszunahme breiter Gesellschaftsschichten ist die sogenannte GERACH-Diät (Germany-Austria-Switzerland-Intensiv-Diät).

Sie eignet sich hervorragend, um bereits im Kindesalter zuzunehmen. Bei dieser Art der Ernährung sollte Fett (am besten tierisches!) mindestens 50 Prozent der täglich zugeführten Gesamtkalorien ausmachen, Eiweiß 20 Prozent und Kohlenhydrate 30 Prozent. Vertrauen Sie mir, das ist eine Mördermischung!

Und der Hauptvorteil des GERACH-Ernährungsschlüssels ist: Sie werden nie rechtzeitig satt und essen, essen und essen! Sollten Sie sich nach der GERACH-Diät ernähren, sich dabei immer satt essen und erblich ein wenig vorbelastet sein, werden Sie von ganz alleine mit der Zeit rund und runder.

Wie fett machen versteckte Fette?

Vielleicht sind ja genau Sie die Ausnahme, die die Regel bestätigt. Aber es gibt eigentlich kaum jemanden, der mit den Angaben auf Lebensmittelverpackungen etwas anfangen kann. Haben Sie sich schon mal überlegt, was der Hinweis »45 % Fett i. Tr.« auf einer Käsepackung bedeutet? Etwa »45 % Fett in der Türkei?« Nein. »Tr.« steht für Trockenmasse.

Was sagt Ihnen das? Wahrscheinlich nichts. Dafür müssen Sie sich keinesfalls genieren. Hier kommt schon die Auflösung: 100 Gramm Käse haben 390 Kalorien. Wie viele Kalorien davon stammen aus dem Fett? 10, 20 oder 30 Prozent? Sollten Sie unsicher sein, Ihnen der Kopf schwirren oder Sie überhaupt keine Ahnung haben, so teilen Sie dieses Gefühl mit Kardiologen und Expertinnen, denen diese Frage in Deutschland, Österreich

> »**Experten** schwanken heute mit ihren Empfehlungen. Noch nie mussten wir uns mit derart vielen, einander manchmal widersprechenden Ernährungskonzepten auseinandersetzen.«
>
> Bernhard Ludwig

und der Schweiz auf Medizinkongressen gestellt wurde.

Die Antwort lautet: Für 45-prozentigen Käse wären das etwa 30 Gramm Fett pro 100 Gramm. Wenn man nun weiß, dass ein Gramm Fett etwa neun Kalorien hat, kann man sich auch ohne Abschluss eines Mathematikstudiums ausrechnen, dass das einem Kalorienanteil von 70 Prozent entspricht. Die Kalorien, die das Fett liefert, entsprechen also 70 Prozent der Gesamtkalorien von 100 Gramm Käse. Da stellt sich mir jetzt die Frage: Wenn man schon bei einem einfachen Grundnahrungsmittel wie Käse Probleme hat, den Fettanteil zu errechnen, wie schwer ist es erst bei zusammengesetzten Mahlzeiten?

Fett macht nicht satt

Angenommen, Sie wollen den Fettanteil Ihrer Ernährung auf ein Drittel senken und versuchen sich an der typisch österreichischen Fast-Food-Variante, der Burenwurst, auch bekannt als Bockwurst. Wie viele Semmeln beziehungsweise Brötchen müssen Sie zu 100 bis 150 Gramm Burenwurst essen, damit diese Mahlzeit höchstens einen Fettanteil von 30 Prozent der aufgenommenen Gesamtkalorien aufweist und zugleich sättigend wirkt?

Ich habe mir erlaubt, das Ergebnis vorab auszurechnen und verkünde mit mathematischem Stolz: 12 bis 13 Semmeln (Brötchen) wären dazu notwendig. Beim Verzehr dieser Menge wünsche ich viel Vergnügen. Da das Fett den Insulinanstieg bremst und somit den Eintritt des Sättigungsgefühls verlangsamt, ist diese enorme Kohlenhydratmenge nötig. Das wiederum erhöht – leicht nachvollziehbar – die Energiemenge dieser Mahlzeit erheblich und landet umgewandelt in Reserven in den Fettspeichern an Bauch, Beinen und Po.

Kohlenhydrate unter Verdacht

Erfolgreich an die GERACH-Diät halten sich hauptsächlich Menschen, die ohnedies schon ein paar Pfunde zu viel mit sich herumschleppen. Und das auch deshalb, da lange Jahre ein Märchen kursierte, an das viele Leute noch heute glauben. So hat man uns immer wieder erzählt, dass Kohlenhydrate unglaublich fett machen. Brot, Reis, Kartoffeln und Nudeln seien die ultimativen Fettmacher. Mit dieser Gräuelpropaganda kam die Zeit der leichten und luftigen Brotscheiben, verkommen zu hostienähnlichen Objektträgern, damit die Finger an der Auflage nicht fettig werden.

So eine Schweinerei!

Die kohlenhydratverachtende Lehrmeinung entstand, da Ergebnisse von Studien aus der Schweinemast nahtlos auf den Menschen übertragen wurden. Schweine werden durch Kohlenhydrate – wie etwa aus Kartoffeln oder Mais – schneller fett. Sie machen die Tiere den ganzen Tag hungrig und lassen sie mehr fressen und schneller wachsen. Das Fett wird dabei artig in den Fettzellen eingesperrt.

Dann gab es auch noch Experten, die rieten, wir sollen Fett sparen und mehr Kohlenhydrate zu uns nehmen. Was dann geschah, war vorprogrammiert. In den USA sank die Fettaufnahme in den letzten 70 Jahren um etwa sechs Prozent, dennoch werden die Menschen immer dicker. Fazit: Die Professoren streiten bis heute, wovon man wirklich fett wird.

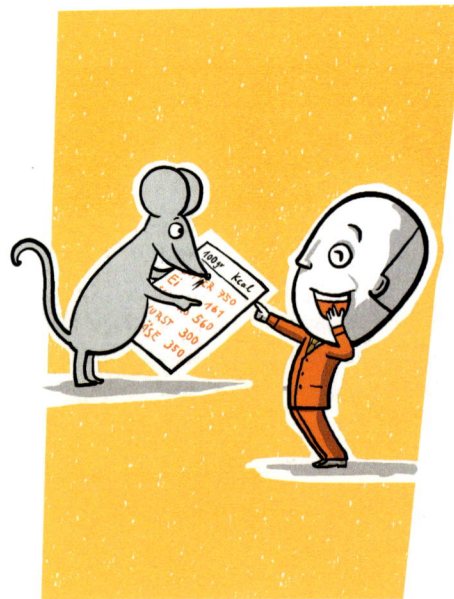

Was ich Ihnen angesichts dessen raten möchte, ist lieber Folgendes in Erinnerung zu behalten: Es gibt wertlose Lebensmittel, die genauso viel oder wenig Kalorien liefern wie wertvolle, frische und echte Lebensmittel. Wer sich nur an den Kalorien orientiert und nicht geübt ist im genau Hinschauen, der isst zwangsläufig jede Menge wertloses Zeug, nur weil es wenig Kalorien hat. Ich hatte das bereits erwähnt, möchte es aber an dieser Stelle nochmals nachdrücklich sagen: Kalorien zählen ist out. Sowas von out!

Also: Machen Kohlenhydrate jetzt dick oder nicht?

Heute streiten sich Professoren nach wie vor darüber, ob Kohlenhydrate wirklich fett machen und – falls ja – in welchem Ausmaß. Grundsätzlich braucht der Mensch Kohlenhydrate. Glukose ist der wichtigste Energieträger. Das Gehirn bezieht seine Energie fast ausschließlich aus der Verbrennung von Traubenzucker (Glukose), aber auch die Muskulatur benötigt ihn. Kohlenhydrate sind ein Überbegriff für eine sehr vielfältige Gruppe von Zuckern. Kohlenhydrate sind also keinesfalls etwas Schlechtes für Sie. Sie sollten sich nur in etwa bewusst sein, was sie mit unserem Blutzuckerspiegel anstellen. Sie treiben den Blutzuckerspiegel nach jeder Mahlzeit nach oben und regen so die Bauchspeicheldrüse zur Ausschüttung von Insulin an.

Dickwerden mit dem Diätfaktor

Wenn Sie erfolgreich zunehmen wollen, müssen Sie unbedingt eine Diät in Form einer Schlankheitskur machen. Ablauf und Ergebnisse der dazu gemachten Studien sind identisch: Eine Gruppe übergewichtiger Menschen ernährt sich ein Jahr lang mit einer gesunden, kalorienreduzierten, individuell angepassten Mischkost. Dazu wird ein intelligentes Bewegungsprogramm absolviert. Und was passiert?

Die Leute nehmen ab. Ist das nicht verwunderlich? Die Leute essen ein Jahr lang weniger, dafür gesündere Sachen, bewegen sich mehr und nehmen ab. Wahnsinn! Ein Hoch auf dieses innovative Konzept. Und jetzt raten Sie mal: Was passiert, wenn man dieser Gruppe wieder ihren freien Willen lässt?

Sie nimmt mit der Zeit wieder zu, aber nicht so viel wie vorher, sondern in den meisten Fällen ein bisschen mehr. Am Versagen dieser wahnsinnig intelligenten Ernährungsprogramme gibt man dann den Teilnehmern die Schuld. Schließlich hatten sie doch ein Jahr Zeit gehabt, ihre neue Ernährung zu lernen. Doch dieses disziplinlose Volk, kaum wieder losgelassen, fängt einfach wieder an reinzuhauen wie vor der Diät.

Geht auch nicht: Crash-Diäten

Crash-Kuren haben sich als äußerst sinnlos herausgestellt, da sie immer gleich funktionieren. Essen sie zwei oder drei Tage, zwei oder drei Wochen wenig, nichts, einseitig oder das Falsche. Dann steigen Sie auf eine Waage. Was sehen Sie? Sie haben abgenommen – oh, Wunder! Aber was eigentlich? Ein Gramm Muskel, ein Gramm Wasser, ein Gramm Fett? Wenn Sie das nicht recht wissen, dann sieht die

Angabe auf einer Waage natürlich toll aus. Aber: Vorsicht! Der Muskel geht zuerst, dafür kommt das Fett … und bleibt.

In unserem Gehirn wohnt nämlich ein kleiner Sklave, der aufpasst. Er prüft ständig Ihre Blutwerte, ob Sie verhungern oder nicht. Und er nimmt Hunger sehr, sehr ernst. Dass sie womöglich freiwillig nichts essen, weil Sie dem größten Spaß des dritten Jahrtausends – einer »Diät« – frönen, bekommt der Dummkopf leider nicht mit.

Wie aus weniger mehr wird

Wenn wir zu wenig essen, trifft der Sklave zwei Entscheidungen. Erstens stellt er den Körper auf Sparflamme, damit er weniger Energie verbraucht. Ihnen wird kalt und

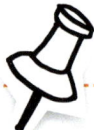

UND JETZT IM ERNST:

Das optimale Nährstoffverhältnis der täglich empfohlenen Energiezufuhr lautet gemäß den Empfehlungen der deutschen, österreichischen und schweizerischen Ernährungsgesellschaften derzeit:

Kohlenhydrate: 45 bis 60 Prozent Kohlenhydrate kommen hauptsächlich in pflanzlichen Lebensmitteln vor, wie etwa in Getreide, Gemüse (Kartoffeln, Mais) und Obst. Vermeiden Sie Einfach- und Zweifachzucker, die besonders in Süßigkeiten, Säften, Limonaden und Weißmehl versteckt sind.

Eiweiß: 10 bis 20 Prozent Vor allem tierische Produkte enthalten Proteine von hoher biologischer Wertigkeit (z. B. fettarme Milch und Milchprodukte, mageres Fleisch, Fisch oder Eier). Das heißt, der Körper kann sie besonders gut verarbeiten. Auch pflanzliche Produkte enthalten Proteine (z. B. Hülsenfrüchte, Nüsse, Samen, Vollkornbackwaren und -brot). Durch die Kombination tierischer und/oder pflanzlicher Lebensmittel wird auch eine hohe biologische Wertigkeit erreicht.

Fette: 30 bis 35 Prozent Aber Achtung: Auf die essenziellen Fette kommt es an! Die Europäische Behörde für Lebensmittelsicherheit EFSA (European Food Safety Authority) empfiehlt, die Aufnahme an gesättigten Fettsäuren (z. B. in Butter, Aufschnitt, fettem Fleisch) so gering wie möglich zu halten. Aufgrund ihrer chemischen Struktur wandern sie meistens sofort in die Fettdepots. Die wichtigen, essenziellen Fette stecken in Fischen, Nüssen und Samen, wobei die Gruppe der Omega-3-Fettsäuren (vor allem aus Fisch, Lein- oder Kürbiskernöl) am interessantesten ist. Sie helfen den Blutdruck zu regulieren, den Cholesterinspiegel zu senken und Entzündungsprozesse zu hemmen. Zudem werden die Fettsäuren für den Zellaufbau benötigt. Achten Sie auch auf das Etikett »Enthält gehärtete Fette« oder »pflanzliches Fett, z. T. gehärtet«. Hierbei handelt es sich um ungesunde, industriell hergestellte Transfette!

- **Gesättigte Fettsäuren** erkennen Sie im Wesentlichen daran, dass sie bei Zimmertemperatur fest sind (z. B. Butter).
- **Einfach ungesättigte Fettsäuren** erkennen Sie daran, dass Sie bei Zimmertemperatur flüssig sind, im Kühlschrank aber fest werden. Ein gutes, kaltgepresstes Olivenöl flockt bei Kälte aus.
- **Mehrfach ungesättigte Fettsäuren** bleiben im Kühlschrank flüssig (z. B. Sesam- oder Sonnenblumenöl). Sie sind reich an Omega-3- und Omega-6-Fettsäuren.

Sie werden träge. Das ist zwar lästig aber grundsätzlich kein Problem. Die zweite Entscheidung des Sklaven betrifft den Penderostat, den Gewichtsregler im Gehirn. Der bestimmt, ob Reserven angelegt werden sollen oder nicht. Während Sie Ihren Freunden mit stolzgeschwellter Brust erzählen, wie toll Sie abgenommen haben, schraubt der kleine Sklave den Regler für das neue Zielgewicht weiter hinauf. Und das Programm, das er einschaltet, heißt: Falls es wieder was zum Futtern gibt, zuschlagen und auffüllen!

Deshalb sind Abmagerungskuren so idiotisch, da das neue Endgewicht höher sein wird als das Ausgangsgewicht.

Gewichtszunahme im Quadrat

Man schätzt übrigens, dass der Körper bis zu acht Wochen nach dem Ende einer Diät weiterspart. Und wenn Sie sich dann entscheiden, wieder »normal« zu essen, wird der Überschuss sofort gespeichert und das führt in kürzester Zeit dazu, dass Sie Ihre mühselig verlorenen Pfunde wieder drauf haben. Leider gibt es dann nur keinen Hebel in Ihrem Gehirn, der den Befehl gibt: Ich möchte bitte meine Muskeln wieder zurückessen. Die kommen so schnell nicht wieder. Das ist dumm, da die Muskeln die wichtigsten Verbündeten beim Energieverbrauchen sind. Dafür kommt aber das

Fett und das auch gerne in doppelter und dreifacher Menge. Jojo lässt grüßen! Jetzt wird das Abnehmen gleich nochmal so schwer. Jeder, der schon einmal irgendeine Art von Diät gemacht hat, weiß, wie schwer es ist, das Fett, das man sich irrtümlich angegessen hat, wieder loszuwerden.

Wie Diäten funktionieren könnten

Der Schlüssel zum Erfolg liegt immer in einer nachhaltigen Umstellung der Gewohnheiten. Das Konzept, sich über einen gewissen Zeitraum hin gesund und schön zu hungern, ist ebenso absurd wie nicht nachhaltig. Um möglichst effektiv abzunehmen, müssen Sie Ihren Körper verwöhnen. Es heißt: Nicht weniger sondern mehr. Mehr vom Richtigen: Mehr Vitamine, Mineralstoffe, Spurenelemente, Eiweiß, gesunde Fette ... Denn einem dicken Menschen fehlt etwas. Er hat zu wenig von all diesem und deshalb hat er zugenommen. Als vernünftigste Methode hat sich daher die bedürfnisgerechte Ernährung in Kombination mit der sogenannten flexiblen Kontrolle erwiesen, wie sie auch in meinem Ernährungskonzept zum Einsatz kommt. Das bedeutet: Essen Sie, was Sie möchten. Sehen Sie dabei zu, dass sich die Mengen in einem entspannten Rahmen halten. Mehr dazu erfahren Sie auf Seite 74. Verbote sind auf jeden Fall verboten.

»Die meisten **Diäten** funktionieren deshalb, weil sie derart kompliziert sind, und Sie alleine schon aus diesem Grund weniger essen.«

Bernhard Ludwig

Ihr Körpergefühl zählt

Idealgewicht, Normalgewicht, Übergewicht, Fettleibigkeit – was ist ideal, was ist schon zu viel und wer bestimmt das? Ihrem Körper zuliebe sollten Sie sich nicht dem launischen Diktat von diversen Schönheitsidealen unterwerfen, sondern ein Gewicht anstreben, das Sie nicht krank macht und Ihr allgemeines Wohlbefinden steigert. Und wenn ich von Wohlfühlgewicht rede, dann meine ich weder Magermodel- noch barocke Schönheitsmaße. Das Wohlfühlgewicht fällt bei jedem anders aus und unterliegt ganz unterschiedlichen Faktoren. Wie so häufig ist es der goldene Mittelweg, der erfahrungsgemäß für die größtmögliche Zufriedenheit sorgt. Denn weder extremes Schlanksein noch Übergewicht ist unserer Gesundheit zuträglich.

Sich wiegen bringt Segen?

Das wichtigste Instrument, das Sie sich zulegen sollten, um geistig zu erlahmen, ist eine dumme Waage, die Ihnen Ihr Gewicht anzeigt. Bitte keinesfalls zu den Profigeräten greifen, die auch über Muskelmasse, Wasser- und Fettanteil Auskunft ertei

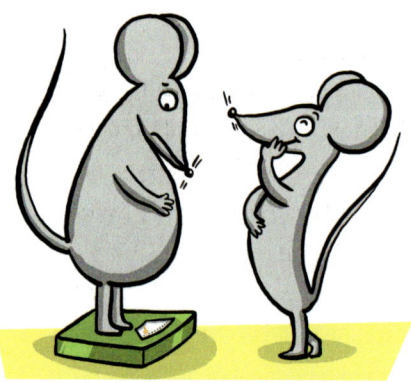

len. Denn all jene Menschen, die sich mit Diäten und Kuren auseinandergesetzt und herumgequält haben, sind die am genauesten und am besten gewogenen Menschen überhaupt! Vor dem Essen, nach dem Essen, vor der Sauna, nach der Sauna, vor dem Sex, nach dem Sex wird geprüft, ob es denn etwas gebracht hat. Zwei Teelöffel Körperflüssigkeit. Aber man probiert es eben trotzdem.

Das ist absurd, finden Sie nicht auch? Denn wenn Sie feststellen wollen, ob Sie zu viel wiegen, dann brauchen Sie gar keine Waage. Die Blickdiagnostik ist gut genug.

Das Ziel: Ihr Wohlfühlgewicht

Wohlfühlgewicht ist das Gewicht, bei dem die Frage nach dem Wohlbefinden mit dem Körpergewicht nichts mehr zu tun hat. Das bedeutet unter anderem, dass das Gewicht überhaupt kein Thema ist, über das es sich nachzudenken lohnt. Wer sich nicht wohlfühlt und für sich festgestellt hat, dass das Gewicht der Grund ist, der hat den Weg zu seinem Wohlfühlgewicht gefunden. Der Weg dorthin führt nicht über Vorschriften, Drohungen und strenge Diäten. Sondern über Selbstakzeptanz, gesunde Ernährung und ein lustvolles Leben.

Wenn Sie ohne schlechtes Gewissen normal essen können, ein normales Hunger- und Sättigungsgefühl erleben und Ihr Gewicht halten, ohne das Gefühl zu haben, sich kasteien zu müssen, ist das ein gutes Zeichen.

Hören Sie dazu einfach in sich hinein und vertrauen Sie darauf, dass Ihr Körper Ihnen sagt, was er braucht. Sie müssen nur lernen, ihm auch zuzuhören!

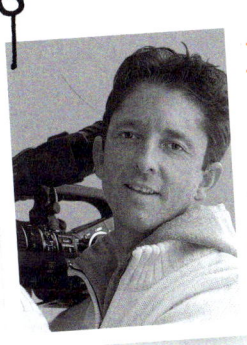

Leben ohne Essen

Mag. Peter-Arthur Straubinger,
österreichischer Filmkritiker und Filmemacher; sein
Film »Am Anfang war das Licht« war der erfolgreichste
Kino-Dokumentarfilm des Jahres 2010

Ich habe mich in meinem Film »Am Anfang war das Licht« mit der Thematik des Fastens und dem kontrovers diskutierten Phänomen der sogenannten feinstofflichen Ernährung eingehend beschäftigt. Durch diese soll man imstande sein, teilweise oder ganz ohne feste und flüssige Nahrung auszukommen, die sonst zum Überleben notwendig ist. Um diese These zu untersuchen, habe ich mich auf eine faszinieren-de Reise begeben, die mich zu Yogis und Quantenphysikern, zu Fastenärzten und Schulmedizinern, zu Psychiatern und Bewusstseinsforschern, zu Qi-Gong-Meistern, Hausfrauen und Lebenskünstlern, also gleichermaßen zu Naturwissenschaftlern wie Menschen, die sich von dem Übermaß an Materiellem in dieser Welt befreien wollten, quer über den ganzen Erdball geführt hat.

Was ich in der Zeit meiner Recherchen ebenfalls kennenlernen konnte, ist das be-freiende Gefühl, das man erlebt, wenn man nicht drei Mal am Tag essen muss. Hinzu kommt: Es entlastet in vielerlei Hinsicht den Körper wie den Geist und stärkt einen zugleich, wenn man einmal einen Tag oder bei entsprechender Konstitution auch ein paar Tage gar nichts isst.

Essen und Genuss sind etwas Schönes und eine menschliche Kulturtugend, und wenn man sich zwischendurch immer mal wieder Phasen der Reduktion gönnt, wie es ja in unserem biologischen Programm seit Urzeiten angelegt ist und wie es beim Heilfasten oder eben bei dem 10in2-Programm von Bernhard Ludwig der Fall ist, dann kann man seine Nahrung in der Folge umso mehr als etwas Kostbares genießen.

Freiwillige, bewusste Phasen der Reduktion und Enthaltsamkeit sind zweifellos nicht nur für den physischen Körper gesund, sie können auch unsere geistige und spiri-tuelle Seite fördern und auf diese Weise insgesamt das Glück und die Lebensqualität.

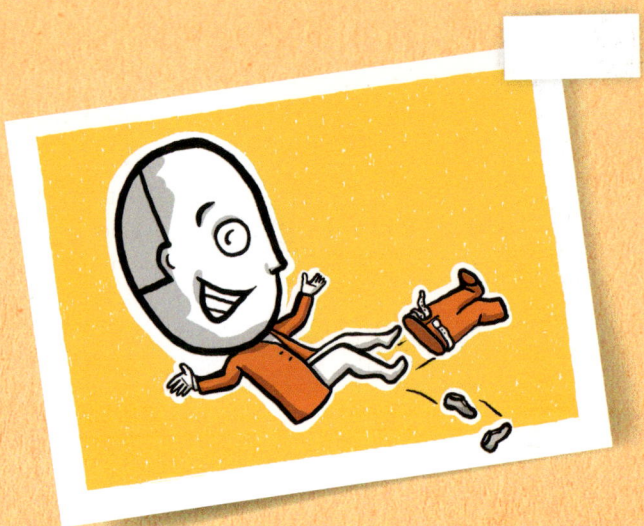

Fasten-zeit!

Essenspausen und Fastenphasen sind für einen gesunden Körper und einen gut funktionierenden Stoffwechsel das A und O, schließlich ist der Mensch seit Urzeiten darauf programmiert. Das Plus: mehr Freizeit, die man sonst mit Essen verbringt und das Haushaltsbudget wird weniger belastet.

nter Fasten versteht man den völligen Verzicht auf Speisen und Getränke über einen bestimmten Zeitraum hinweg, üblicherweise für einen oder mehrere Tage. Fasten als Gestaltungselement des Lebens ist historisch in zahlreichen Religionen belegt und kommt in vielfältigen Formen sowie in bestimmten Ritualen vor. Das intermittierende Fasten ist dabei eine sehr spezielle Form des Fastens oder einer Diätform, und keinesfalls eine Erfindung unserer Zeit.

Eine lange Geschichte des Fastens

In den letzten tausend Menschheitsgenerationen gab es mindestens 990, die gezwungen waren, nach dem Abwechslungsprinzip zu fasten. Warum? Weil Steinzeitmenschen keine Kühlschränke hatten. Auch die reichen nicht.

War man in Urzeiten hungrig, konnte man dem Fast-Food-Lokal seines Vertrauens nicht eben einen Besuch abstatten, um sich Currywurst, Döner, Burger oder Pizza zu holen. Nein, man musste sich tatsächlich selbst etwas zu essen suchen.

Hungern, essen, hungern

Unsere Vorfahren kämpften ständig um das Überleben. Sie mussten weite Strecken zurücklegen, um an Essbares zu kommen. Noch dazu lebten sie in der ständigen Angst, selbst von wilden Tieren getötet zu werden. Der Alltag bestand in Treibjagden, um ein bisschen tierisches Eiweiß abzukriegen. Und das mit leerem Magen.

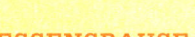

ESSENSPAUSE

Intermittierendes Fasten (engl. intermittent fasting; lat. intermittere: unterbrechen, aussetzen) nennt man eine spezielle Diätform, bei der in einem bestimmten Rhythmus zwischen normaler Nahrungsaufnahme und Fasten gewechselt wird.
Im Tierversuch führt das intermittierende Fasten zu einer höheren Lebenserwartung der Tiere und zu einer geringeren Rate an altersbedingten Erkrankungen. Der dabei erreichte Effekt ähnelt dem der Kalorienbeschränkung.

Dann futterte man seine schweißtreibend eroberte Beute ratzeputz auf, da man ja nicht wusste, wann wieder Nachschub kommen würde, und die Kühlschrankfrage überdies nicht geklärt war.

Überlebensvorteil Fettspeichern

Man war daher früher auch nicht besonders wählerisch in der Nahrungsmittelauswahl. Gegessen wurde, was da war. Zu Beginn der Menschheitsgeschichte war das vor allem Pflanzliches. Erst mit der Zeit, gezwungen durch Trockenperioden und Klimakatastrophen, war man genötigt, sich an die neuen Gegebenheiten anzupassen. So traten klassische Eiweiß- und Fettlieferanten wie Wildfleisch und Fisch auf den Speiseplan. Nachdem für die erfolgreiche Jagd nach ebendiesen sehr viel Körpereinsatz notwendig war, entwickelte der menschliche Körper die Fähigkeit zur Fettspeicherung als wichtigste Voraussetzung für das Überleben. Und genau diese Fähigkeit ist es, die vielen von uns heutzutage zum Verhängnis wird.

Der richtige Rhythmus

Ein wesentlicher Faktor für den Erfolg des intermittierenden Fastens ist das Fasten nach dem Abwechslungsprinzip. Ich nenne den Fastentag »Nicht-Ess-Tag« beziehungsweise »essfrei«. Aber in Wahrheit nimmt Ihr Körper nach erfolgreicher Umstellung an den Nicht-Ess-Tagen ja Nahrung zu sich – und zwar aus den eigenen Fettreserven! Jetzt greift das Prinzip der Autophagie.

Ganz ohne Kaffeesatz und Kristallkugel kann ich Ihnen schon heute voraussagen, dass man in nicht allzu ferner Zukunft Diäten und Ernährungstrends in zwei Kategorien einteilen wird: Autophagieschädlinge und Autophagieförderer. Aber beginnen wir am Anfang.

Das Prinzip Autophagie

Die wortwörtliche Übersetzung von Autophagie ist grauslig und daher erspare ich Sie Ihnen. Im Großen und Ganzen kann man es mit »Naschen vom eigenen Bauchfett« übersetzen und mit »Müllbeseitigung in den Zellen«. Die Autophagie hat neben dem Fettabbau mehrere Aufgaben im Organismus, beispielsweise bei der Zerstörung von Krankheitserregern, beim programmierten Zelltod oder beim Abbau und der Entsorgung von überflüssigen und defekten Zellbestandteilen.

Die Möglichkeit, die Autophagie »anzuschalten«, ist die Ernährungspause, wenn Sie einen Tag essen und einen Tag lang nicht und sich an diesem auch noch mehr bewegen. Eine essenzielle Notwendigkeit für jedes Säugetier – also auch den Menschen – ist es, die Muskelzelle so umzuschalten, dass sie zur Energieversorgung mit Körperfett betrieben wird und nicht auf Zucker (Glykogen) in der Leber zurückgreift. Werden die Zellen von diesem »Müll« gereinigt, so leben sie länger. Das bestätigen namhafte Wissenschaftler.

Von den Reserven leben

Wenn Sie einen gewissen Zeitraum lang nicht essen – beispielsweise, weil auch Sie in der Nacht gern mal schlafen –, schaltet Ihr Körper um auf Autophagie. Das können Sie – sofern Sie gesund sind und nicht unter einem gestörten Hunger- und Sättigungsgefühl leiden – jede Nacht erleben. Die Autophagie sorgt dafür, dass Sie keine Hungergefühle entwickeln und nach der nächtlichen Fastenphase erfrischt und mit gesundem Appetit aufwachen. Wollen Sie sich etwas Gutes tun, dann essen Sie jetzt nicht, sondern naschen Sie von Ihren Reserven. Für Sie entsteht kein Aufwand, Ihr Körper macht das ganz alleine!

Nehmen wir an, dass Sie Ihre letzte Mahlzeit an Tag 1 um 20 Uhr zu sich nehmen und an Tag 2 nichts essen. Dann ist Ihre erste Mahlzeit an Tag 3 um 8 Uhr angerichtet. Das ergibt 36 Stunden beziehungsweise 1 ½ Tage Fastenzeit. Das ist ausreichend Gelegenheit für Ihren Körper, für seine Energieversorgung beim eigenen Körperfett fündig zu werden.

Warum wir fasten müssen

Normalerweise hieß es immer, es sei wichtig, was wir essen. Nun hat sich herausgestellt, was noch wichtiger ist: Wann wir essen. Lange Zeit war man davon überzeugt, dass eine zu fettreiche Ernährung für die Zunahme der Fettleibigkeit verantwortlich ist.

Jetzt weiß man anhand aktueller Studien, dass das Timing – also, wann wir essen – entscheidend ist. Wir beginnen den Tag normalerweise mit einem gescheiten Frühstück und essen dann den ganzen Tag, um unseren Energielevel stabil zu halten. Abends kommen wir von der Arbeit heim und essen weiter. Das ist verständlich, da Essen ja auch ein soziales Ereignis ist.

Eine Frage des Timings

Um einer weiteren Zunahme der Fettleibigkeitsepidemie vorzubeugen, unternahmen Biologen am Salk Institute in San Diego unter der Leitung von Dr. Satchin Panda einen Tierversuch. Dazu nahm man zwei Gruppen von Mäusen, die hundert Tage lang hochkalorisch und fetthaltig ernährt wurden. Beide bekamen immer gleichviel Kalorien zur Verfügung gestellt. Nur hatte die eine Gruppe den ganzen Tag und die ganze Nacht Zugang zu ihrer Futterquelle und die andere aß nur acht Stunden nachts. Denn Mäuse sind Nachttiere. Erstaunlicherweise nahm die Gruppe, die nur nachts aß, dabei 40 Prozent zur Vergleichsgruppe ab. Sie zeigte keine Entzündungszeichen oder Leberbeschwerden,

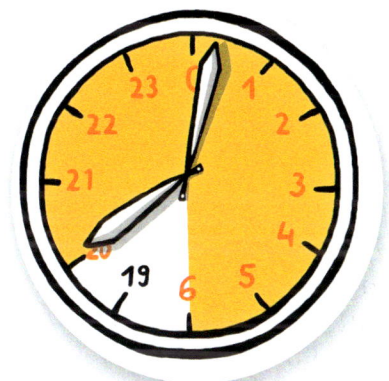

auch die Cholesterin- und Blutzuckerspiegel waren normal. Die andere Gruppe, die ohne Pause gefuttert hatte, war hingegen fettleibig, hatte zu hohe Cholesterinspiegel, zu hohen Blutzucker, Fettleber und entwickelte Stoffwechselstörungen.

Die Ursache liegt nach Forschermeinung daran, dass bei ständigem Futtern die Fettzellen immer weitergemästet werden. Das hängt unter anderem mit bestimmten Stoffwechselwegen und Hormonausschüttungen zusammen, die durch die biologische Uhr gesteuert werden. Der Mensch ist genetisch so ausgestattet, dass er nachts fasten muss. Der Tierversuch zeigt, dass der Stoffwechsel von einer längeren Fastenphase profitiert. So erholen sich Magen und Leber, und einer Gewichtszunahme sowie Stoffwechselproblemen wird effektiv vorgebeugt. (Quelle: Salk Institute, San Diego, Mai 2012)

> **»Bei meinem Ansatz wird das Fasten jeden zweiten Tag gebrochen. Daher besteht auch keine Suchtgefahr und alle positiven Effekte des Fastens bleiben erhalten.«**
>
> Bernhard Ludwig

Dinner Cancelling ...

Die bislang bekannteste Form eines kurzen Fastens ist das Dinner Cancelling. Hierbei lässt man das Abendessen ausfallen beziehungsweise betreibt »Abendfasten«. Diese Methode bezeichnet eine Ernährungsweise, bei der man abhängig vom Tagesrhythmus ab einer bestimmten Uhrzeit auf Nahrung verzichtet. Wenn man auf das Abendessen verzichtet, so soll man – raten die Anhänger dieser Methode – bis zum Frühstück mindestens 17 Stunden pausieren. Der Körper kann in dieser Zeit regenerieren, ohne Energie für die Verdauung aufwenden zu müssen, und bedient sich zur Versorgung des Grundumsatzes an den eigenen Reserven.

... oder Heilfasten?

Das Heilfasten stellt ebenfalls einen freiwilligen Verzicht auf feste Nahrung für einen begrenzten Zeitraum dar. Heilfasten hat der Definition nach nichts mit »Hungern« zu tun, sondern wird als stärkster Impuls an die Selbstheilungskräfte des Körpers verstanden.

Vielleicht haben Sie Bekannte, die in der Gruppe gefastet haben, um so das Fasten besser bewerkstelligen zu können. Experten legen viel Wert darauf, das »einfache Fasten« streng vom »naturkundlichen Fasten« zu unterscheiden und dass Heilfasten nur unter kompetenter Anleitung geschehen soll. Der grundlegende Unterschied aller Fastenmethoden liegt somit in der Dauer sowie der Zeitspanne, in der man sich ans Fasten hält.

Das Plus: Muskelaufbau

Wenn Sie sich zu wenig bewegen, brauchen Ihre Muskelzellen jahrein und jahraus kein Fett zu naschen, da sie mit dem in den Mahlzeiten vorhandenen Zucker auskommen. Nachdem sich in unserer Alltagsernährung genügend Zucker findet, um unseren Zuckerspeicher in der Leber wieder aufzufüllen, sieht unser Muskel keine Notwendigkeit, eine andere Energiequelle anzuzapfen. Ich verrate Ihnen nun das Geheimnis, damit sich Ihr Muskel künftig anders ernähren kann: Ihr Körper benötigt in etwa sechs zu Fuß zurückgelegte Kilometer, damit sich die Zuckerreserven der Leber leeren und er auf Autophagie umschalten kann.

Immer schön moderat

Alles, was darunterliegt, macht Sie nicht besonders glücklich, sondern nur besonders fett. Das ist der Fall, wenn Sie sich

»nach dem Sport« zur Belohnung eine (zu) üppige Mahlzeit gönnen, in der Annahme, genug getan zu haben. Zu viel Bewegung macht aber auch ein Problem, nämlich ein zeitliches. Denn wenn Sie zu viel Sport treiben, haben Sie keine Zeit mehr für andere Dinge, die Ihnen eventuell noch viel mehr Spaß bereiten.

So halten Sie Ihr Wunschgewicht!

Ganz gleich welcher Ernährungsreligion Sie angehören. Mit dem Konzept des intermittierenden Fastens können Sie Autophagieschädlinge im Handumdrehen nützlich machen. Es unterstützt Sie dabei, den langfristigen Erfolg jeder Schlankheitskur zu sichern. Durch die Nicht-Ess-Tage tappen Sie nie in die Jojo-Falle. Was Sie dafür tun müssen? Nichts, nur abwarten und Tee trinken! Denn jedes Ernährungskonzept kann um den Fastenfaktor verbessert werden. Denn nach 1 ½ Tagen nicht essen lernt auch Ihr Körper vom Bauchfett zu naschen!

Auf der sicheren Seite

Nach etwa drei Tagen Fasten stellt sich der Stoffwechsel auf ein Notprogramm um. Der besagte Sklave (siehe Seite 19) im Gehirn meldet Alarmstufe Rot. Der Körper baut jetzt nicht nur Fett sondern leider auch Muskelmasse ab. Bei dem richtigen Fastenzyklus passiert das nicht, denn wenn man alternierend fastet – also an einem Tag etwas isst und am nächsten Tag nicht – kommt es nie zu einem Verzicht von mehr als zwei Tagen. Daher besteht keine Gefahr, Muskelmasse zu verlieren.

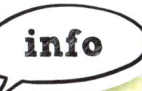

MAGERSUCHT UND NULLDIÄT

Wir Menschen können nach vielen Dingen süchtig werden, die uns ein Glücksgefühl vermitteln. Auch die Effekte des Fastens kann man als Glücksdroge empfinden. Da diese Wirkung bei Jugendlichen leichter auslösbar ist als bei Erwachsenen und älteren Menschen, kann Fasten zur Gefahr werden. Vor allem junge Frauen sind gefährdet, ihre Essgewohnheiten zu pervertieren. Sie wollen mit Nulldiäten das Schönheitsideal »ultraschlank« erreichen. Bei 10in2 besteht aber die ausdrückliche Forderung danach, dass man jeden zweiten Tag das Fasten bricht und isst!

Gleichzeit wird der Nicht-Ess-Tag sogar genutzt, um Muskelmasse aufzubauen.

Fasten macht glücklich

Die spannungslösenden, stimmungsaufheiternden Effekte des Fastens sind seit Langem bekannt. Mediziner verstehen heute durch Studien an Tieren immer besser, wie sich der radikale Kalorienverzicht auf Körper und Seele auswirkt und wissen, dass sich eine vorübergehende Nahrungskarenz positiv auf uns auswirkt. Fastenexperten wissen, dass die »Ernährung von innen« zu positiven Veränderungen im Stoffwechsel wie in der Seele führt.

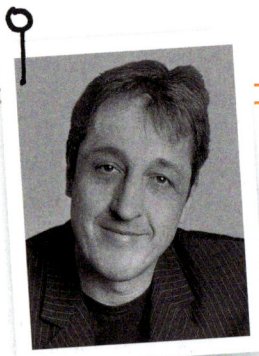

Länger leben mit Fasten

Univ. Prof. Dr. Francesco Madeo,
Molekularbiologe, Gen-, Anti-Aging- und Spermidin-
Forscher an der Universität Graz

Beim Fasten wird in allen Organismen eine Art zelluläre Müllabfuhr angeschaltet. Die Zelle versucht, schädliche und überflüssige Dinge abzubauen, in ihre Bestandteile zu zerlegen und dem Organismus als Energie wieder zur Verfügung zu stellen. Dieser Prozess heißt Autophagie (griech: »sich selbst essen«). Die Autophagie ist also, bildhaft gesprochen, die Müllabfuhr der Zellen. Beim Aufräumprozess des Zellschrotts wird beseitigt, was nicht akut gebraucht wird. Dazu gehören zum Beispiel geschädigte Proteine, die neurodegenerative Krankheiten auslösen können. Oder geschädigte Mitochondrien, die Kraftwerke der Zellen, welche aber, wenn sie nicht gut funktionieren, unter Umständen Sauerstoffstressschäden (oxidativen Stress) verursachen, die wiederum Alterungsprozesse fördern. Wenn Sie so wollen, ist das die molekulare Komponente der Seelenreinigung, dieser reinigende Effekt, den viele Leute beim Fasten verspüren.

Wenn man dem alternierenden Fastenkonzept folgend einen Tag isst und einen Tag nicht, so schlägt man zwei Fliegen mit einer Klappe: Zum einen trainiert man seinen Körper, auf Reserven zurückzugreifen, zum anderen erreicht man eine Verzögerung des Alterungsprozesses der eigenen Zellen. Denn der Organismus hat gelernt, das Fasten auszuhalten. Nichts zu essen, wenn die Nahrung knapp ist und viel zu essen, wenn Nahrung vorhanden ist, entspricht der Ernährungsform, an die der Mensch seit Jahrmillionen angepasst ist.

Es gibt auch einen Fasteneffekt ohne Fasten: Die Möglichkeit, auch ohne zu fasten von diesen Effekten profitieren zu können, habe ich im Zuge meiner Anti-Aging-Forschung 2009 durch Zufall entdeckt: Dabei sind wir auf eine Substanz namens Spermidin gestoßen, die einen Anti-Aging-Effekt auslöst. Diese Substanz, die vermutlich Spermien jung hält, kann den Prozess der Autophagie ebenfalls in Gang setzen. Zumindest bei Labortieren und in Zellkulturen konnte sie das Leben verlängern. Spermidin kommt in fast jedem Organismus, aber auch in Pflanzen, etwa in Sojabohnen, Weizenkeimen oder grünem Pfeffer, in sehr hohen Konzentrationen vor. Spermidin schaltet im Körper die molekulare Maschinerie des Fastens an und gaukelt ihm vor, er würde fasten.

Happy mit Serotonin

Das Glückszentrum im Gehirn wird immer angeregt, wenn man etwas Süßes oder Fettiges gegessen hat. Nicht nur Schokolade oder der Biss in die fette Knackwurst kann die Stimmung heben. Auch der bewusste Verzicht auf Nahrung kann ein Hochgefühl im Körper auslösen.

Bei länger andauernden Fastenperioden wird oftmals beschrieben, dass sich nach einigen Tagen des Fastens eine richtige Euphorie einstellt, sobald wir unserem Körper das Essen entziehen und das Gehirn das Glückshormon Serotonin ausschüttet. Ängste verfliegen, man fühlt sich euphorisiert und ist mit sich und der Welt zufriedener. Und ein weiterer nicht uninteressanter Nebeneffekt: Serotonin macht Sie nicht nur glücklich sondern auch satt.

Der körpereigene Appetitzügler macht Sie fröhlich und Sie können diesen Glücksbotenstoff auch anlocken mit Eiweiß und Früchten oder kalorienfrei mit Bewegung und Licht. Schweinebraten, Schokolade & Co. interessieren Sie jetzt nicht mehr, denn Ihre Seele ist bereits gut gelaunt. Fühlen Sie sich hingegen antriebslos, lustlos, müde oder depressiv, dann mangelt es an dem Glücksbotenstoff im Gehirn. Denn wer genügend Serotonin hat, der leidet seltener an Schlafstörungen, Impotenz oder Depressionen.

Fasten stimuliert das Glückszentrum im Gehirn

Wissenschaftler haben einen Fasteneffekt erkannt, der erst nach einigen Tagen eintritt: Beim Fasten bleiben Glückshormone länger im Gehirn. Sie wirken in manchen Fällen sogar stärker als Antidepressiva. Dies erklärt auch, warum das freiwillige Fasten zu einem Gefühl der Zufriedenheit, Ausgeglichenheit und innerer Harmonie führen kann. Erzwungene Hungerperioden hingegen bewirken Angst und Stress.

Kombinieren Sie am besten Bewegung plus Licht in Form eines morgendlichen Spaziergangs oder eines nachmittäglichen Ausflugs. Wenn Sie beispielsweise eine halbe Stunde durch den Wald spazieren, dann stimuliert die gute Sauerstoffversorgung das Gehirn und es antwortet mit Serotonin. Abends sorgt das Hormon dann dafür, dass Sie gut schlafen. Jetzt wird es in das Schlafhormon Melatonin umgewandelt und schickt uns ins Land der Träume. Nun produziert die Hirnanhangsdrüse am meisten Wachstumshormon (HGH, Human Growth Hormone). Es regt die Erneuerung der Körperzellen an und zapft zur Energiebereitstellung die Fettzellen an, weshalb es auch als nächtlicher Schlankmacher gilt.

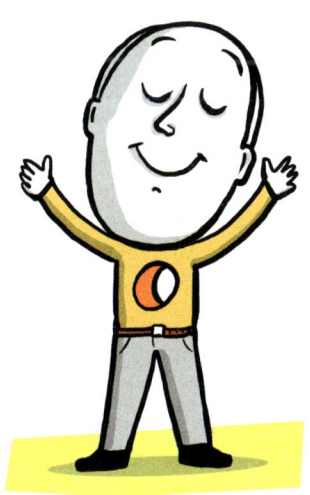

Wie Fasten heilt

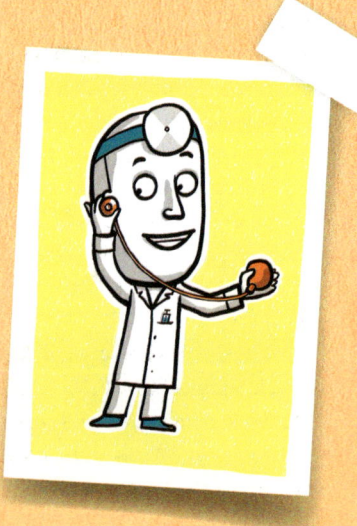

Fasten sorgt nicht nur für eine Gewichtsreduktion, sondern löst auch andere körpereigene Prozesse aus, die heilend wirken und Ihnen so wieder ein lustvolles Leben bereiten. Seien Sie gespannt!

esund ist Fasten zweifelsohne. Das wussten schon die alten Griechen und allen voran der Ahnherr aller Mediziner, Hippokrates (460–370 v. Chr.). Er empfahl in seiner Schrift »Diaita«, einem Regelwerk zur gesunden Lebensführung: »Wer stark, gesund und jung bleiben will, sei mäßig, übe den Körper, atme reine Luft und heile sein Weh eher durch Fasten als durch Medikamente«. Er sah im Fasten die wirkungsvollste Art, »den inneren Arzt« – also die eigenen Selbstheilungskräfte – tätig werden zu lassen.

Fasten gegen Bluthochdruck

Hoher Blutdruck ist der mit Abstand überflüssigste Risikofaktor, um seine Gesundheit einzuschränken. Warum? Weil Sie von hohem Blutdruck nichts haben. Von fetten Speisen, vom Rauchen, von Alkohol … das verstehe ich ja noch. Doch was haben Sie von einem zu hohen Blutdruck, außer dass Sie ihn nicht bemerken?

Mindestens 20 Prozent aller Europäer haben einen zu hohen Blutdruck. Die Hälfte von ihnen hat kein Problem damit, da diese Menschen es nicht wissen. Sie denken sich einfach: »Ich bin ja nicht blöd. Wer weiß, was das dann für mich bedeutet.« Und sie haben das Prinzip der Vorsorgeuntersuchung tatsächlich durchschaut: Am besten man geht erst gar nicht hin VOR SORGE, dass etwas gefunden wird.

Nun ist das auch gar nicht so blöd. Viel blöder ist es ja zu wissen, dass man einen zu hohen Blutdruck hat und es einem tatsächlich gleichgültig ist. In Österreich wird von vier Personen mit Bluthochdruck nur eine behandelt. Dafür ist die Behandlung dann aber auch besonders originell. Im Teammatch mit Ärzten und Apothekerinnen wird versucht, den Blutdruck des Patienten einzustellen.

Wie sieht die Erfolgsquote dieser begnadeten Arbeitsgemeinschaft aus? Nur bei drei Prozent aller mit einem zu hohen Blutdruck ist dieser so eingestellt, dass ein Herzinfarkt verhindert wird. Die anderen doktern jahrelang erfolglos daran herum.

Hochdruck-Erfolgsstrategien

Egal, welchen Blutdruckwert Sie zu haben glauben – ich versichere Ihnen: er stimmt nicht. Sie können den einen Wert gar nicht wissen, da er laufend schwankt. Was können Sie dazu beitragen, um Bluthochdruck zu bekommen? Ganz einfach: Leben Sie so wie der durchschnittliche Europäer! Ignorieren Sie Bluthochdruck, Blutzucker und Bauchumfang (siehe hierzu auch Seite 54). Und: Vergessen Sie bitte nicht zu rauchen! Bluthochdruck kann auch genetisch oder durch psychische Störungen bedingt sein. Daher ist es egal, wie gut Sie aussehen, wie gut Sie sich fühlen, oder ob Sie glauben, gesund zu sein!

Wenn Sie die unsichtbaren Killer Bluthochdruck, »schlechtes« LDL-Cholesterin und Blutzucker nicht genauso regelmäßig prüfen wie Ihren Ölstand im Auto, dann können Sie nicht wissen, ob Sie gefährdet sind. Blutzucker und Blutfette sollten Sie jährlich messen, den Blutdruck hingegen regelmäßig. Beachten Sie auch, dass sich Ihr Blutdruck ständig verändert! Der

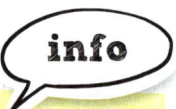
gehen garantiert daneben. Lassen Sie sich von der Ärztin Ihres Vertrauens die richtigen Medikamente verschreiben! Blutdruck und Übergewicht als Auslöser von Bluthochdruck zu ignorieren ist eine sehr geistlose Art, den Herzinfarkt vorzubereiten. Also die ideale Form, wenn es darum geht, seinem Leben ein frühzeitiges Ende zu bereiten.

Blutdruckmedikamente beim Fasten

Wenn Sie jeden zweiten Tag fasten, so ist es laut Hypertonieexperten zu erwarten, dass der Blutdruck sinkt. Wichtig hierbei ist auch, dass Sie auch die Medikamente gegen Bluthochdruck etwas reduzieren. Aber Achtung: Bitte keinesfalls selber die Medikamente absetzen oder reduzieren, sondern nur in Absprache mit Ihrem Arzt.

obere Wert schwankt bis zu 50 mmHg, der untere Wert bis zu 30 mmHg. Falls Sie noch kein Blutdruckselbstmessgerät besitzen sollten, muss ich Ihnen sagen, dass heute so ein Gerät statusmäßig zum Flachbildfernseher und zur High-Tech-Stereoanlage dazugehört.

Kleine Schritte helfen

Beginnen Sie mit kleinen Schritten Ihre Lebensweise zu verändern. Nehmen Sie sich dabei nicht zu viel vor. Das könnte frustrierend sein. Also keine »Ab-heute-rauche-ich-nicht-mehr,-esse-ich-gesund,-trinke-ich-keinen-Alkohol-und-Kaffee-mehr-und-mache-Sport«-Aktionen. Die

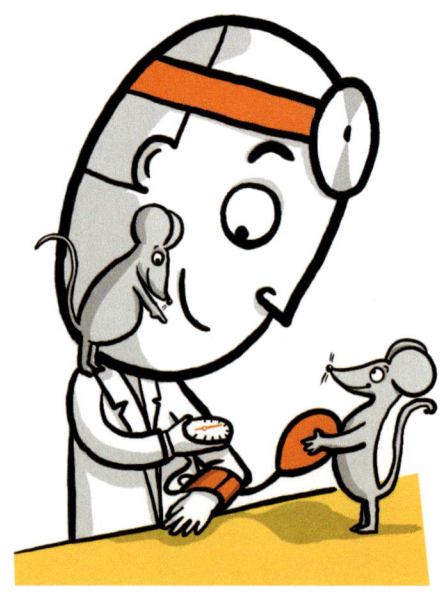

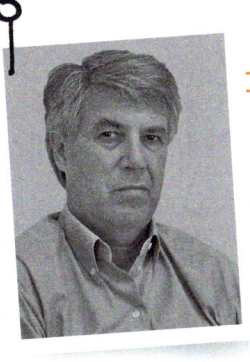

Fasten bei Bluthochdruck

Univ. Prof. Dr. Dieter Magometschnigg,
Facharzt für Innere Medizin und Klinische
Pharmakologie, Gründer und Leiter des Instituts für
Hypertoniker in Wien

Dass Fastenkuren auf den Blutdruck positive Auswirkungen haben, ist bereits hinläng-
lich bekannt – zumindest bei den meisten Ärzten. Als Bernhard Ludwig auf mich mit der
Frage zukam, wie sich sein alternierendes Fastenmodell auf den Blutdruck auswirken
würde, nahm ich das zum Anlass für eine genauere Untersuchung. Wir durchleuchteten
mit Hilfe einer Testgruppe über einige Monate hinweg die Auswirkungen, an der Patienten mit normalem (normotonem) und mit überhöhtem Blutdruck (hyperton) teilnahmen.

Bereits die ersten Informationen waren sehr interessant: Bei den normotonen Testper-
sonen veränderte die Gewichtsabnahme am Bauch den Blutdruck kaum, jedenfalls
nicht den Werten nach, die uns per Blutdruck-SMS-Service geschickt wurden. Diese
Methode entwickelten wir, da Patienten nicht ständig wegen ihres Blutdrucks den Arzt
aufsuchen können. Sie benutzen ihre Handys, um mit ihm zu kommunizieren. Mit unserem SMS-Service buchen sie ein Kompetenzzentrum, das ihre für die Hochdruckbehand-
lung relevanten Daten verwaltet und im Bedarfsfall kommentiert. Die Patienten messen
regelmäßig ihren Blutdruck und schicken die Daten via SMS an ihren jeweiligen Arzt, der
mit ihnen wiederum engmaschig über SMS kommunizieren kann, besonders wenn an
der Druckregulation etwas nicht in Ordnung zu sein scheint. Die ersten Untersuchungen
bezüglich des SMS-Blutdruckservices weisen darauf hin, dass die Blutdruckeinstellung
mit diesem System zumindest doppelt so gut ist wie die ohne. Bei den hypertonen
Personen, die ihre Werte per SMS schickten, war die Auswirkung des Fastens zum Teil
schwieriger zu beurteilen, da sie in dieser Zeit teilweise ihre Medikamente abgesetzt
hatten. Aber: Sie nahmen ab und die Blutdruckwerte sanken.

Diese Beobachtungen decken sich mit dem, was man sonst von Fastenkuren kennt:
Sobald Patienten fasten, ist erhöhter Blutdruck leichter zu behandeln. Unser Versuch
bestätigt mich in der Annahme, dass das intermittierende Fasten nicht nur für eine
Gewichts- und Bauchumfangreduktion dienlich ist, sondern auch für eine Besserung
des Blut(hoch)drucks sorgt.

Fasten gegen Krebs

Wenn Sie all das, was Sie bisweilen hier gelesen haben, vor Ihrem geistigen Auge zusammenfassen, so wäre die Erkenntnis, dass unser Mechanismus den Mangel besser verträgt als den Überfluss. Richtig? Gehen wir also einen Schritt weiter und sagen wir, dass Fasten uralte Reflexe reaktiviert, die im Gedächtnis unseres genetischen Codes festgelegt sind. Das ist eine mutige These, nicht wahr?

Wissenschaftliche Belege

Sie wurde bestätigt von Valter D. Longo, einem Zellforscher und Biogerontologen an der University of Southern California in Los Angeles. Das heißt, er beschäftigt sich mit dem Teilgebiet der Entwicklungsbiologie, das sich mit den Ursachen des biologischen Alterns und dessen Folgen auseinandersetzt. Er machte dabei grundlegende Entdeckungen für die Krebstherapie. Dazu untersuchte er an Mäusen, denen zuvor Krebszellen injiziert worden waren, die Wirkung der Kombination von Fasten und Chemotherapie. Alle Säugetiere, zu denen der Mensch auch gehört, haben von Natur aus ähnliche Stoffwechselbedingungen, auch was die Beschaffenheit ihrer Nahrung und den Zeitpunkt ihrer Nahrungsaufnahme angeht.

Die Mäuse wurden dazu in zwei Gruppen geteilt. Eine Gruppe bekam normales Futter, die andere nichts. Anschließend wurden alle Mäuse mit hohen Dosen an Chemotherapeutika behandelt und das in einer drei bis fünf Mal höheren Dosis, als es bei Menschen erlaubt wäre. Alle fasten-

den Mäuse überlebten diese Überdosis, alle normal ernährten Mäuse starben. Dieses Ergebnis übertraf alle vorherigen Annahmen und hatte eine große Bedeutung für die Krebsforschung. Denn eine klinische Studie braucht Zeit und genau das ist es, was Krebspatienten oftmals nicht (mehr) haben.

Bessere Wirkung von Chemotherapien

Der Versuch zeigte, dass kurzzeitige Fastenperioden helfen, das Wachstum bösartiger Tumore zu verringern und die Wirkung einer Chemotherapie zu verbessern. Die Kombination beider Methoden ist somit deutlich wirkungsvoller als eine Chemotherapie allein.

Longo erklärte das Ergebnis damit, dass die Krebszellen »verwirrt« würden, wenn sie in der Energiezufuhr extremen Schwankungen ausgesetzt seien. Gesunde Zellen können sich darauf problemlos einstellen. Normale Zellen schalten auf Schutzbetrieb um, wenn nur wenig Glukose zur Verfügung steht. Krebszellen hassen eine Umgebung mit wenig Glukose und zeigen dadurch eine höhere Chemosensibilität. Longo ging sogar so weit zu behaupten, dass das Fasten Krebszellen auch bereits ohne Chemotherapie hemmt.

Neue Therapiemöglichkeiten

Diese Erkenntnisse sind so bahnbrechend, dass sie von allen Betroffenen und ihren Ärzten unbedingt berücksichtigt werden sollten. Auch wenn der Tierversuch bisher noch nicht beim Menschen überprüft wurde. Gesunde Körperzellen stellen sich also leicht auf den Wechsel von Nahrungszufuhr und Fasten ein. Sollte man nicht annehmen, dass dadurch die gesunden Körperzellen anders als die Krebszellen nicht nur keinen Schaden nehmen, sondern sogar gestärkt werden?

Jedenfalls besteht eine starke Veranlassung, bei jeder Krebserkrankung auf eine begleitende Ernährungstherapie zu setzen, die einen bestimmten Mahlzeitenrhythmus und Essenspausen beinhaltet. So sinkt der Insulinspiegel, die Zuckeraufnahme wird reduziert und damit die Krebszellen, die sich von Zucker ernähren. Erste Erfahrungsberichte von Krebspatientinnen, die sich selbstständig für ein begleitendes Fastenprogramm während ihrer Chemotherapie entschieden haben, bestätigen jedenfalls Longos aufregende These.

Intervallfasten versus Diät

Die Ergebnisse einer Studie der American Association for Cancer Research mit Labormäusen im Jahr 2010 waren überraschend. Man wusste zwar bereits, dass eine deutliche Kalorienreduktion die Entstehung von Brustkrebszellen bei Mäusen massiv bremst. Doch die neuesten Zahlen lasen sich wie ein Wunder. Laut dem Fachblatt »Cancer Prevention Research« sank die Krebsrate bei den Versuchstieren von 71 auf nur noch 9 Prozent! Für dieses Ergebnis war jedoch nicht nur eine einfache Kalorienreduktion verantwortlich. Um den Krebs gar nicht erst entstehen zu lassen war es wichtig zu erkennen, wie genau die Kalorienreduktion erfolgen muss. Fasten war die Lösung.

Wirkung bei Brustkrebs

Bis vor Kurzem glaubte man, dass eine dauerhafte Kalorienreduktion die größte vorbeugende Wirkung bei Brustkrebs hat. Diäten mit Unterbrechungen hingegen wären hinsichtlich der Neubildung von Brustkrebszellen weniger erfolgreich.

Nun betrug die Wahrscheinlichkeit an Brustkrebs zu erkranken bei jenen Tieren, die sich nach Belieben satt fressen konnten, 71 Prozent. Der dauerhafte und nachhaltige Entzug von Kalorien (Reduktionsdiät) reduzierte diese Rate auf nur noch 35 Prozent. Doch zur großen Überraschung der Forscher sank sie auf 9 Prozent, wenn die Tiere in Intervallen hungerten!

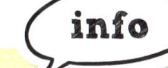

KREBSRISIKO: ÜBERGEWICHT

Jedes Jahr dürften in Deutschland und Österreich zehntausende von Krebsdiagnosen auf das Konto von Übergewicht gehen. Fachleute an der Harvard Universität beziffern den Risikobeitrag der Fettleibigkeit auf 10 bis 20 Prozent. Schadstoffe in der Nahrung und in der Umwelt spielen demnach eine weit geringere Rolle für ein potenzielles Krebsrisiko als bisher angenommen. Fettleibigkeit muss als Krebsrisiko ebenso ernst genommen werden wie das Rauchen, warnten Experten vom Deutschen Krebsforschungszentrum im Frühjahr 2012.

> **»Der bisherige Forschungsstand hat belegt, dass das Fasten das Einzige ist, das eine lebensverlängernde Wirkung gezeigt hat.«**
>
> Prof. Dr. Valter D. Longo

Hungern stärkt den Körper

Longos Vision war es ursprünglich, die Entstehung von chronischen Alterskrankheiten einzudämmen, das Altern hinauszuzögern und zu belegen, dass das Fasten uralte Reflexe – die im Gedächtnis des genetischen Codes festgelegt sind – reaktiviert. Er konnte im Zuge dessen einige junge Wissenschaftler davon überzeugen, dass seine Idee nicht vollkommen verrückt war.

Normalerweise führt ein Nahrungsentzug ja dazu, dass ein Mechanismus schwächer wird. Für die jungen Forscher und einige Kollegen war es nur schwer vorstellbar, dass ein Mechanismus, der hungert, stärker werden kann. Umso glücklicher war der Studienleiter dann, als seine Untersuchungsergebnisse alle Erwartungen übertrafen und in weiteren Labors wiederholt und ebenfalls bestätigt werden konnten.

So konnte das Team beweisen, dass eine kurzzeitige Fastenperiode vor einer Chemotherapie deren Wirkung auf der einen Seite intensiviert, auf der anderen das Tumorwachstum und eine Metastasierung begrenzen kann. Fasten ersetzt keine Medikamente, aber es verringert die unangenehmen Nebenwirkungen einer Chemotherapie und ist so für den Patienten wesentlich besser verträglich.

Longo präsentierte diese Methode kürzlich einem der größten Pharmakonzerne der Welt und forderte den Konzernvorstand auf, ein Medikament zu entwickeln, das wirksamer ist als das Fasten.

Fasten gegen Herzinfarkt

Wenn man in den Medien verfolgt, welche großen, berühmten und reichen Leute alle einen Herzinfarkt erleiden, dann kann man zeitweise schon richtig neidisch werden, nicht auch zum Club der Herzinfarkt-Prominenz zu gehören. Bei der Organisation ihres ersten Herzinfarkts stellen sich manche Leute allerdings äußerst ungeschickt an. Sie verlassen sich auf Ihre Erbanlagen, den tagtäglichen Stress und das hohe Alter. Das ist ab sofort nicht mehr nötig!

Vorsorge ist alles

Ich verrate Ihnen, was Sie tun können, um Ihren Herzinfarkt ein bisschen vorzuverlegen. Die erste Idee, Ihr lustvolles Leben einzuschränken, wäre natürlich das Rauchen: Rauchen schädigt massiv Ihre Gefäße und hat daher oft Herzinfarkt und Schlaganfall zur Folge. Besonders übergewichtige Raucher sind gefährdet, Herz-Kreislauf-Erkrankungen zu erleiden.

Tatsächlich ist die Wahrscheinlichkeit eines Herzinfarkts bei Rauchern dreimal so hoch wie bei Nichtrauchern und ermöglicht den Herzinfarkt bereits vor dem 40. Lebensjahr. Wenn das mal kein unaufholbarer Vorsprung gegenüber den Nichtrauchern ist! Rauchen ist außerdem die einzige Chance für Frauen schon vor 50 beim Männerspiel um den Herzinfarkt mit dabei zu sein. Sie müssen es nur mit der Pille kombinieren, denn Pille und Rauchen, das emanzipiert die Koronargefäße so richtig.

Rauchen macht dick

Wollen Sie das Rauchen wirklich voll nutzen, dann gibt es noch einen tollen Trick. Wenn Sie es geschafft haben, regelmäßig zu rauchen, dann hören Sie einfach vorübergehend damit auf. Silvester bietet sich an, ein Hochzeitstag oder eine Wette. Schon zwei bis drei Monate Nicht-Rauchen reichen zumeist aus, dass man so richtig zulegt. Wenn Ihnen dann in der Früh beim Zähneputzen ein dicker Unbekannter aus dem Spiegel ins Gesicht schaut, dann denken Sie sich vielleicht: »Nein, so möchte ich nicht aussehen, ich beginne lieber wieder mit dem Rauchen.« Und schon ist es um Sie geschehen: Herzlich willkommen im Club der dicken Raucher!

Falls Rauchen für Sie weniger in Frage kommt, sind weitere für einen vorzeitigen Herzinfarkt förderliche Strategien Übergewicht, Alter, hoher Blutdruck, Bewegungsmangel, erhöhter Cholesterinspiegel, Typ-2-Diabetes, Fettstoffwechselstörungen, erhöhtes Homocystein, Stress oder familiäre Vorbelastung.

Weniger ist mehr

Was Hippokrates vor langer Zeit schon wusste, hat auch heute noch seine Gültigkeit. Gerade, wenn man die heilende und entlastende Wirkung des Fastens bei Herz- und Gefäßkrankheiten und damit als optimale Herzinfarkt-Präventionsmaßnahme unter die Lupe nimmt.

Fasten führt nicht nur zu einer Normalisierung des Blutdrucks und der ihn regulierenden Hormone, was sich wiederum positiv auf die Gefäßweite auswirkt. Es verbessert auch beginnende Gefäßveränderungen mit Durchblutungsstörungen. Des Weiteren beeinflusst das Fasten leichtgradige Herzkranzgefäßerkrankungen und setzt den Abbau von Ablagerungen in Gang. Nicht zuletzt beseitigt es Venenprobleme wie Krampfadern, da es eine Kräftigung der muskulären Venenwände durch die Erholung ihrer elastischen Anteile verursacht. Das hat einen Verjüngungseffekt auf die Blutgefäße zur Folge. All diese Faktoren, die mit dem Fasten einhergehen, senken das Risiko, an einem Herzinfarkt zu erkranken.

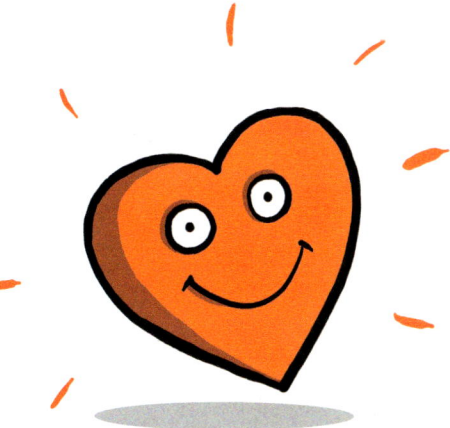

info

MEINE WERTE. IHRE WERTE?

Als Beispiel für die Abnahme an ungesundem Körperfett durch das Fasten stelle ich mich gerne selbst zur Verfügung. Ich bin nachweislich keine Maus, sondern lediglich ein fastenerprobter Seminarkabarettist. Nicht nur meine Kleidergröße hat sich verkleinert und geschmälert. Auch meine inneren, sprich meine Blutwerte, haben sich durch 10in2 deutlich gebessert.

Körperzusammensetzung

(DEXA-Messung, siehe Seite 96)

% Körperfett	2009	2010
Bauchfett	36,7	22,5
Gesamt	28,6	19,5

Aber wie steht es um Sie?

Wenn Sie es genau wissen wollen, lassen Sie vor dem Beginn mit 10in2 ein Blutbild anfertigen. Wichtig dabei sind Werte wie HbA1c (Langzeit-Blutzucker und Risikofaktor für einen Typ-2-Diabetes), Triglyzeride (Risikofaktor für Gefäßerkrankungen), LDL-Cholesterin (das »böse« Cholesterin) und Gesamtcholesterin (Risikofaktoren für Gefäßerkrankungen) oder Gamma-GT (Risikofaktor für Herzinfarkt sowie Leber- und Gallenwegserkrankungen). Nach drei Monaten mit 10in2 lassen Sie wieder ein Blutbild machen. Lesen Sie, staunen Sie!

Fasten gegen Diabetes

Diabetes, landläufig Zuckerkrankheit genannt, ist eine Stoffwechselerkrankung, die durch erhöhte Blutzuckerwerte gekennzeichnet ist. Im Wesentlichen wird zwischen zwei Formen unterschieden:

● **Typ-1-Diabetes:** Die Betroffenen leiden unter einem Insulinmangel, denn die Bauchspeicheldrüse kann das Hormon nicht herstellen. Die insulinbildenden Zellen werden hierbei durch körpereigene Abwehrstoffe, sogenannte Antikörper, zerstört. Daraus entsteht ein Diabetes, der meist im Kindes- oder Jugendalter beginnt und deshalb auch als »juveniler Diabetes« bekannt ist.

● **Typ-2-Diabetes:** Hier leiden die Betroffenen an einer Insulinresistenz der Zellen. Das heißt, dass eine verminderte Empfindlichkeit der Körperzellen auf Insulin vorherrscht. Insulin ist da, nur die Zelle hört nicht auf seine Signale. Eine jahrelange Überproduktion von Insulin durch Überernährung führt letztlich zu einer »Erschöpfung« der insulinproduzierenden Zellen. Ein hausgemachtes Problem. Der Beiname »Altersdiabetes« ist zwischenzeitlich auch veraltet, da die Erkrankung heute schon so viele Kinder und Jugendliche betrifft. Mit dem Trend zu Übergewicht und Fettleibigkeit bereits in dieser Altersgruppe, werden immer mehr Teenager und junge Erwachsene zu »Altersdiabetikern«. Die Folge: Kein Tag ohne Medikamenteneinnahme und Blutzuckermessungen, keine unbeschwert feucht-fröhliche Party mehr. Denn alles wird vom Körper sofort bemerkt.

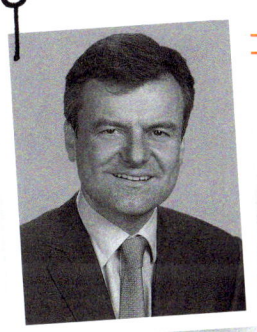

Den Zellstoffwechsel ausbalancieren

Ao. Univ. Prof. Dr. Bernhard Ludvik,
Facharzt für Innere Medizin, Endokrinologie und
Stoffwechsel, Universitätsklinik Wien

Ich werde immer wieder gefragt, ob auch Diabetiker alternierend fasten dürfen. Die Antwort darauf ist genauso klar wie bedingungsbehaftet: Ja, Diabetiker dürfen das! Aber – und das ist wirklich wichtig – tun Sie es nur unter ärztlicher Begleitung, denn es kommt sehr stark drauf an, welche Medikamente Sie nehmen. Bei manchen besteht keine Unterzuckerungsgefahr, und so kann man sie auch beim Fasten bedenkenlos weiter einnehmen. Genauso gibt es aber auch welche, bei denen eine Unterzuckerung eintreten kann, und bei denen ist es wichtig, sie am Fastentag abzusetzen.

Darüber hinaus gibt es natürlich auch Patienten, die Insulin spritzen, und auch der Umgang damit muss vorher mit dem behandelnden Arzt besprochen werden. Keinesfalls sollte man am Fastentag die Insulinspritzen auslassen, denn Insulin benötigt der Körper auch dann, wenn einen Tag lang nichts gegessen wird, wenn auch in geringeren Mengen. Wie gesagt: Besprechen Sie das unbedingt mit Ihrem Arzt. Und das idealerweise bevor Sie mit dem Fasten anfangen.

Vom Prinzip her sollte Ihnen Ihr Arzt davon auch nicht abraten, denn schon bei der Einstellung eines Diabetikers sollte es so sein, dass man den Patienten einen Fast- und einen Festtag machen lässt, um die Basalraten ausrechnen zu können. Zumindest ist das bei uns so gang und gäbe, und ich wüsste nicht, warum das bedenklich sein soll. Im Zweifelsfall holen Sie sich bitte eine Zweitmeinung ein. Oder geben Ihrem Arzt einfach meine Kontaktdaten (siehe Seite 158).

Für die begleitende Behandlung eines Typ-2-Diabetes hat sich insbesondere bei übergewichtigen Patienten eine Gewichtsabnahme erwiesen. Sobald es den Betroffenen gelingt, Körperfett insbesondere im Bauch zu reduzieren, reagieren sie wieder empfindlicher auf Insulin. In manchen Fällen kann sich der Blutzucker sogar normalisieren. Da das alternierende Fasten eine einfach umzusetzende Methode ist, kann sie auch bei Diabetikern zur Gewichtsreduktion eingesetzt werden.

Fasten für Anti-Aging

Das Altershemmungskonzept ist kein neues. Bereits vor 400 Jahren gab es das erste Anti-Aging-Buch von Alvise Cornaro. Hier schilderte er Maßnahmen, die das biologische Altern des Menschen hinauszögern, die Lebensqualität im Alter möglichst lange auf hohem Niveau erhalten und auch das Leben insgesamt verlängern. Zwillingsforschungen zeigen, dass die Lebenserwartung eines Menschen zum Zeitpunkt der Geburt nur zu 25 bis 30 Prozent genetisch vorbestimmt ist. Lebensstil, Umwelt, Ernährung und vieles mehr bestimmen demnach, wie alt wir werden. Setzt man sich mit der Altersforschung eingehend auseinander, so muss man aber bald schaudernd feststellen, wie viele verschiedene Meinungen kursieren und wie sehr die meisten Korrelation und Kausalität verwechseln. Denn die Beschreibung von linearen Zusammenhängen und das Ursache-Wirkung-Prinzip sind nun mal einfach zwei verschiedene paar Schuhe.

Warum Frauen älter werden

Will man wirklich etwas über das Altern lernen, so stellt man am besten die Frage: Warum werden Frauen älter als Männer? Diese konnte kürzlich wissenschaftlich fundiert beantwortet werden. Es liegt laut Anti-Aging-Experte Francesco Madeo am Testosteron. Männer mit einem hohen Testosteronspiegel können besonders gut räumlich denken – früher wie heute ein Vorteil auf der Jagd – und sind sogenannte Alpha-Männchen. Aber es macht sie auch anfälliger für Krankheiten, da Testosteron das Immunsystem und damit die körpereigenen Selbstheilungskräfte unterdrückt. Einfacher Beweis dafür: Kastrierte Männer werden genauso alt wie Frauen. Bevor Sie nun Ihr Kopfkino starten, sage ich nur so viel: Wir leben in Europa, in einem freien Land. Es kann also jeder für sich entscheiden, zu welcher Form des Anti-Aging er greifen möchte.

Fasten hält jung …

Tierversuche haben gezeigt, dass das intermittierende Fasten die Lebenserwartung erheblich steigerte, zum Teil um 50 Prozent. In Studien wurde festgestellt, dass das Fasten die Produktion des Wachstumshormons (HGH/Human Growth Hormone) anregt und erhöht, das vor allem im Nachtschlaf ausgeschüttet wird. Diese Tatsache ist vor dem Hintergrund beachtlich, da die Produktion von Wachstumshormon, das für das Anschalten aller Zellerneuerungs- und Fettabbauprozesse zuständig ist, mit zunehmendem Lebensalter weniger wird.

… und das ganz lange

Beim Menschen stehen wir allerdings erst am Anfang, und wer nicht bis zu acht Jahre auf Forschungsergebnisse warten möchte, dem empfehle ich, einfach einmal mit dem alternierenden Fasten anzufangen. Sie können es ja einmal testen (siehe Seite 56). Natürlich aber nur dann, wenn Sie sich über die Folgen eines längeren Lebens bewusst sind und sich damit im Erfolgsfall zurechtfinden könnten. Im Zweifelsfall besprechen Sie das bitte vorher (!) mit Ihrem Partner, Ihren Kindern und anderen etwaigen Erben.

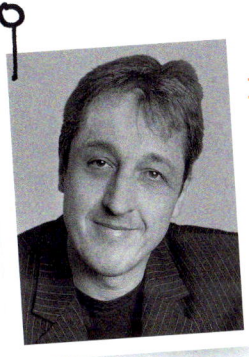

So stoppen Sie die Zellalterung

Univ. Prof. Dr. Francesco Madeo,
Molekularbiologe, Gen-, Anti-Aging- und Spermidin-Forscher an der Universität Graz

Einer der zentralsten Aspekte beim Anti-Aging ist das Fasten. Laborstudien zeigen, dass viele lebensverlängernde Substanzen über den Mechanismus der Autophagie funktionieren, der auch beim Fasten angeschaltet wird. Dabei verdauen die Zellen des Körpers verklumpte Proteine, geschädigte Mitochondrien und anderen Schrott, der sich während des Alterungsprozesses ansammelt. Somit könnte sich die Anti-Aging-Wirkung des Fastens erklären. Beim Fasten gibt es kaum Nachteile, wenn man davon absieht, dass man sich gelegentlich nicht so wohl fühlt oder einem kalt ist. Wie in unzähligen Büchern beschrieben, kommt es nach anfänglicher Mühe zu einer Fasteneuphorie, es dringen anfallsartige Glücksmomente in das Bewusstsein. Ich halte 10in2 daher vor allem wegen des Anti-Aging-Effekts für sehr empfehlenswert.

Die Forschung hat in diesem Zusammenhang bereits erstaunliche Ergebnisse hervorgebracht: Ratten, denen man einen Tag nichts zu essen gab und die einen Tag so viel bekamen wie sie wollten – das war in der Regel die doppelte Portion – waren nach dem Versuch nicht dünner als ihre Kollegenratten, die jeden Tag normal gefüttert wurden, sondern etwa gleich. Aber: Sie lebten fast bis zu 50 Prozent länger. Auch Fasten beim Menschen hat erstaunliche Effekte: Es verbessert die Blutwerte, senkt den Blutdruck, verringert die Wahrscheinlichkeit für Herz-Kreislauf-Erkrankungen, die Degeneration der Nervenzellen im Gehirn sowie wahrscheinlich auch Krebs. Fasten erhöht die generelle Fitness.

Ich habe das im Selbstversuch auch getestet und sechs Tage nichts gegessen. Die ersten beiden Tage waren sehr hart, aber ab dem dritten Tag stellte sich ein regelrecht drogenartiger Effekt der Bewusstseinserweiterung ein, und ich habe mich großartig gefühlt. Der einzige Nachteil ist eventuell, dass Fasten Fruchtbarkeit und Libido herabsetzen kann. Gut, das mag dem einen oder anderen jetzt ein Anreiz sein zu fasten. Das mit der verminderten Fruchtbarkeit wohlgemerkt. Aber aus welchen Motiven heraus Sie fasten überlasse ich Ihnen, solange Sie es tun! Dies gilt für gesunde Menschen. Gesundheitlich angeschlagene sollten die Fastendauer mit ihrem Arzt absprechen.

Anti-Aging-Hormone

Die Ausschüttung von HGH ist in der Kindheit und Pubertät besonders hoch, denn es ist für das normale Längenwachstum unentbehrlich. Für viele Körperfunktionen wie Wundheilung, Fettabbau und Muskelaufbau sind auch bei Erwachsenen ebenfalls ausreichende Mengen an Wachstumshormon notwendig.

Ab dem 20. Lebensjahr nimmt die Produktion von Wachstumshormonen alle zehn Jahre durchschnittlich um 14 Prozent beständig ab. Die langsam abbauende Verfügbarkeit von HGH steht in engem Zusammenhang mit dem Rückgang geistiger und körperlicher Möglichkeiten.

Fasten regt die Produktion von Wachstumshormonen wieder an und stärkt damit das Immunsystem. Die inneren Organe werden revitalisiert, die Sexualfunktion verbessert und der Triglyzeridspiegel wird gesenkt. Der Mensch gewinnt wieder an Vitalität.

Anti-Aging leicht gemacht

Wenn Sie die folgenden Strategien beherzigen, tun Sie nicht nur viel für Ihre Gesundheit. Sie halten sich auch auf die einfachst mögliche Art und Weise jung, gesund und fit. Die besten Voraussetzungen für ein lustvolles Leben!

Fasten Sie regelmäßig

Fasten, fasten und nochmals fasten, ich kann es nicht oft genug sagen. Viele Laborstudien bestätigen, dass die meisten lebensverlängernden Prozesse über den Mechanismus der Autophagie funktionieren, der durch das Fasten angeregt wird.

Es heißt im Übrigen auch im Englischen »breakfast«. Wenn Sie morgens aufstehen und frühstücken, dann brechen Sie das nächtliche Fasten.

Ernähren Sie sich gesund

Sie mögen mich trivial schimpfen, aber das regelmäßige Essen von Obst oder Gemüse verlängert tatsächlich Ihr Leben. Und greifen Sie nicht zur Kopie, sondern bleiben Sie beim Original: Vermeiden Sie Vitamintabletten! Es gab vor zehn Jahren eine regelrechte Modewelle der Vitamintabletten, die so weit ging, dass man fast an einer akuten Hypervitaminose verstarb. Mittlerweile ist klar, dass eine Überdosierung unter Umständen sogar gefährlich sein kann. Der Körper verlernt dabei auch, sich die Vitamine aus der Nahrung selbstständig herauszuholen, wenn sie ihm nicht regelmäßig in natürlicher Form angeboten werden.

Rauchen Sie nicht

Menschen die rauchen, altern schneller. Ab dem Zeitpunkt, ab dem Sie zu rauchen beginnen, etwa mit der doppelten Geschwindigkeit. Ergo: Vermeiden Sie Zigaretten und gewinnen Sie so 10 bis 15 Jahre!

Vermeiden Sie Zucker

Wenn Sie länger leben möchten, dann nehmen sie keinen Zucker zu sich, vor allem nicht pur. Muss es dennoch sein, dann idealerweise nur nach einer Mahlzeit, wenn Sie bereits satt sind. Es gibt viele Studien, die zeigen, dass Zucker sogenannte freie Radikale entstehen lässt, die gesunde Zellen zerstören können.

Bewegen Sie sich regelmäßig

Seien Sie mindestens drei Mal pro Woche 40 Minuten lang aktiv. Es hat sich nämlich gezeigt, dass die Muskelmasse eine der Hauptfaktoren für das gesunde Altern ist (wenn auch nicht unbedingt für ein längeres Leben). Es gab dazu eine aufsehenerregende Studie in Sardinien, in einer Region, in der die Leute besonders alt wurden. Das Ergebnis zeigte, dass jene Menschen am ältesten wurden, die den größten Höhenunterschied von ihrem Haus zum Feld überwinden mussten.

Gönnen Sie sich Ruhe

Der Einfluss von Gebet und Meditation auf den Blutdruck und die Lebenserwartung gilt als belegt. Ein weiteres Indiz: Mönche leben fast so lange wie Frauen. Interessant, oder? Ruhe verringert Stress und das führt dazu, dass Ihr gesamter Körper ausgeglichener sein kann.

Genießen Sie gelegentlich Alkohol

Aber vermeiden Sie hohen Alkoholkonsum. Es gibt mittlerweile viele Studien, die zeigen, dass Rotweintrinker tatsächlich länger leben als Nichttrinker. Ebenso bemerkenswert: Rotweintrinker leben auch länger als Biertrinker, aber Biertrinker immer noch länger als Nichttrinker. Nur Schnapstrinker sterben früher als Nichttrinker. Das sagt zumindest die Statistik.

Der Begriff »Französisches Paradox« wurde 1992 von Dr. Serge Renaud geprägt, einem Forscher an der Universität Bordeaux. Demnach stellte sich das Rotweintrinken trotz des für den Organismus giftigen Alkohols als offenbar gesund heraus. Mäßige Alkoholmengen können von der Leber – wie andere Stoffe auch – schadlos abgebaut werden. Durch den gefäßerweiternden Effekt des Alkohols sinkt auch

EIN SÜSSER VERSUCH

Versuchen Sie doch mal, zwei Wochen ohne Zucker auszukommen! Ich verrate Ihnen jetzt schon, dass das wahrlich keine leichte Übung ist. Denn Ihnen wird ganz anders werden, wenn Sie daraufkommen, in was überall Zucker oder Süßstoff steckt. Denken Sie nur einmal an die unzähligen mit Zucker angereicherten Fruchtsaftgetränke und Softdrinks, den Pizzateig oder die Wurstsemmel, die sowohl in der Wurst als auch in der Semmel Zucker enthält. Von den Zuckermengen im Alkohol mal ganz abgesehen. Aber allein, wenn Sie den normalen Zucker weglassen, also 14 Tage ohne Süßgefühl auf der Zunge leben, können Sie mir glauben, dass Sie noch immer Unmengen an Zucker zu sich genommen haben. Dennoch: Nach dieser zuckerreduzierten Zeit werden Sie einen ganz neuen Geschmackssinn bei sich feststellen können. Plötzlich wird es Sie vor einem Schluck Energydrink ekeln. Sie verstehen sich selbst nicht mehr und werden wieder normal.

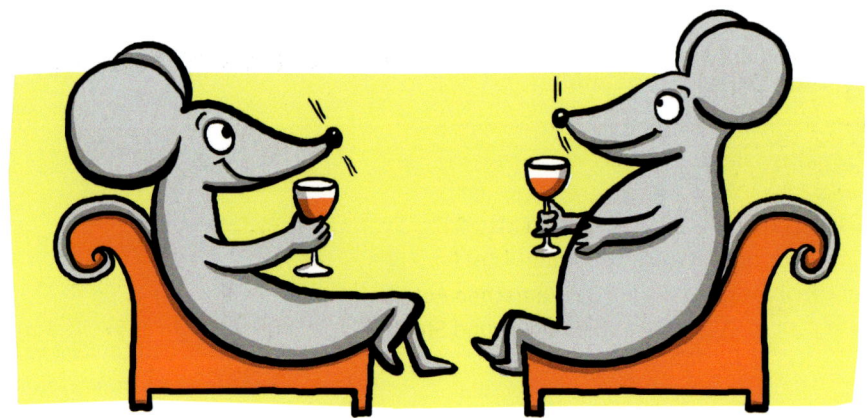

die Wahrscheinlichkeit bestimmter Herz-Kreislauf-Erkrankungen. Bei zunehmender Alkoholmenge steigt die giftige Wirkung des Alkohols allerdings. Halten Sie also am besten den gefäßreinigenden Effekt größer als den Schaden an Ihrer Leber. Diese goldene Dosis ist bei jedem anders. Frauen vertragen in der Regel weniger als Männer, weil sie eine kleinere Leber haben.

Pflegen Sie emotionale Kontakte

Ein fester Partner und/oder eine Familie scheint tatsächlich in vielen statistischen Untersuchungen als lebensverlängernder Faktor auf. Der Mensch ist ganz offenbar nicht aufs Alleinsein programmiert. Abgesehen von dem einen oder anderen Eremiten, der dann dafür öfter fasten muss.

Wir merken uns also: Auch eine glückliche Beziehung ist wichtig, um gesund älter zu werden.

Vermeiden Sie Lärm und Schmutz

Erwiesenermaßen beeinflusst Verkehrslärm und Umweltverschmutzung unsere Lebenserwartung. Wohnen Sie also besser nicht an einer viel befahrenen Straße. Auch wenn es dabei wahrscheinlich gar nicht um die Feinstaubbelastung geht, sondern vielmehr um den Lärm. Denn der erhöhte Lärmspiegel lässt messbar das Stresshormon Cortisol im Blut steigen. Das bedeutet ungesunden Dauerstress.

Schränken Sie Sonnenbäder ein

Ein wenig Sonne, die dem Hauttyp gemäß dosiert und mit dem richtigen Sonnenschutzfaktor genossen wird, ist wichtig, damit der Körper mit Hilfe der UV-Strahlen Vitamin D bilden kann. Dieses Vitamin spielt eine Rolle für den Stoffwechsel der Knochen und der Haut. Übertreibt man es aber und sind erst einmal lichtbedingte Hautschäden vorhanden, setzt ein Teufelskreis ein. Die UV-Strahlung kann aufgrund der altersbedingten Hautveränderungen immer tiefer in die Haut eindringen und die gealterte Haut wird immer empfindlicher gegenüber der UV-Exposition. Ist die DNA (Trägerin der Erbinformation) bereits geschädigt, können nicht mehr alle Störungen durch die hauteigenen Reparaturmechanismen behoben werden.

Für eine gesunde Politik

Univ. Prof. DDr. Johannes Huber,
Hormon- und Anti-Aging-Forscher, ehemaliger Leiter der Klinischen Abteilung für Gynäkologische Endokrinologie und Sterilitätsbehandlung an der Universitätsklinik für Frauenheilkunde im Wiener AKH

Seit Jahrtausenden zerbrechen sich die Menschen den Kopf darüber, wie man sein Leben verlängern und gesünder gestalten kann. Medizinische und Erfahrungsweisheiten haben verschiedene Rezepte entwickelt. Ein Rezept, bei dem sich die Schulmedizin einig in seiner Wirksamkeit ist, ist das sogenannte »restriction-of-calories-model.«

Das bedeutet, dass man weniger Kalorien zu sich nimmt. Nach allem, was wir momentan wissen, ist das die effektivste Form, um Krankheiten abzuwenden und auch die zweite Lebenshälfte ähnlich fit und attraktiv zu gestalten wie die erste.

Man weiß auch relativ genau, welche Mechanismen in Gang gesetzt werden, wenn man dem Körper Nahrung entzieht beziehungsweise ihn eine gewisse Zeit hungern lässt. Es werden dann Gene eingeschaltet, die für das Überleben notwendig sind. Diese Gene haben gleichzeitig auch einen regenerativen Effekt. Der Körper weiß ja nicht, dass man aus Absicht hungert. Er hat aber Angst, verhungern und sterben zu müssen, und das ist der Grund, warum er Gene aktiviert, die das Überleben sichern. Und darin zeigt sich dann der Nebeneffekt: Das Altersprotein, das schon gealtert ist, wird »recycled«. Die Stoffe, die daraus entstehen, werden für neue Proteine verwendet. Der Hungerprozess löst einen sogenannten Recyclingprozess aus, und dieses ist mitverantwortlich, dass man sich tatsächlich verjüngt, wenn man hungert.

Würden alle Europäer die Kalorienreduktion – auf welchem Weg auch immer – praktizieren, dann würde sich unser Gesundheitssystem wahrscheinlich sanieren, eine enorme volkswirtschaftliche Perspektive. Nur traut sich das natürlich kein Politiker so deutlich zu sagen, denn er verliert dann unter Umständen die Wählerstimmen der Übergewichtigen, die sich diskriminiert fühlen. Deswegen macht man Kosmetik, auch im Gesundheitssystem. Dabei gilt es, das Problem an der Wurzel anzugreifen, indem man den Menschen einfach sagt: »Ihr müsst weniger essen, ihr dürft nicht rauchen und ihr müsst mit Alkohol zurückhaltend sein«. Das wäre mein Dreiervorschlag, mit dem von heute auf morgen das Gesundheitssystem gerettet wäre.

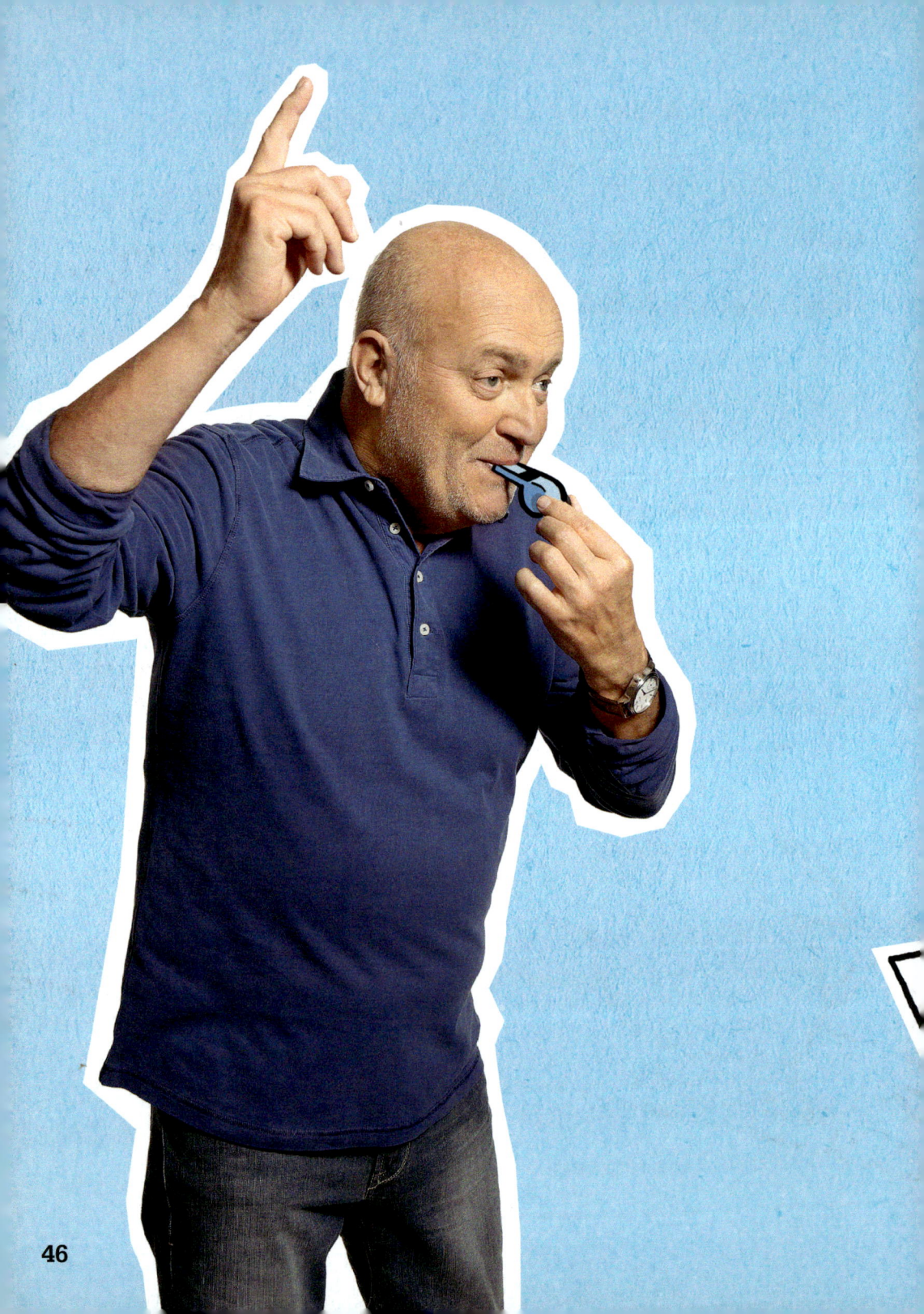

Das Ernährungs- konzept 10in2

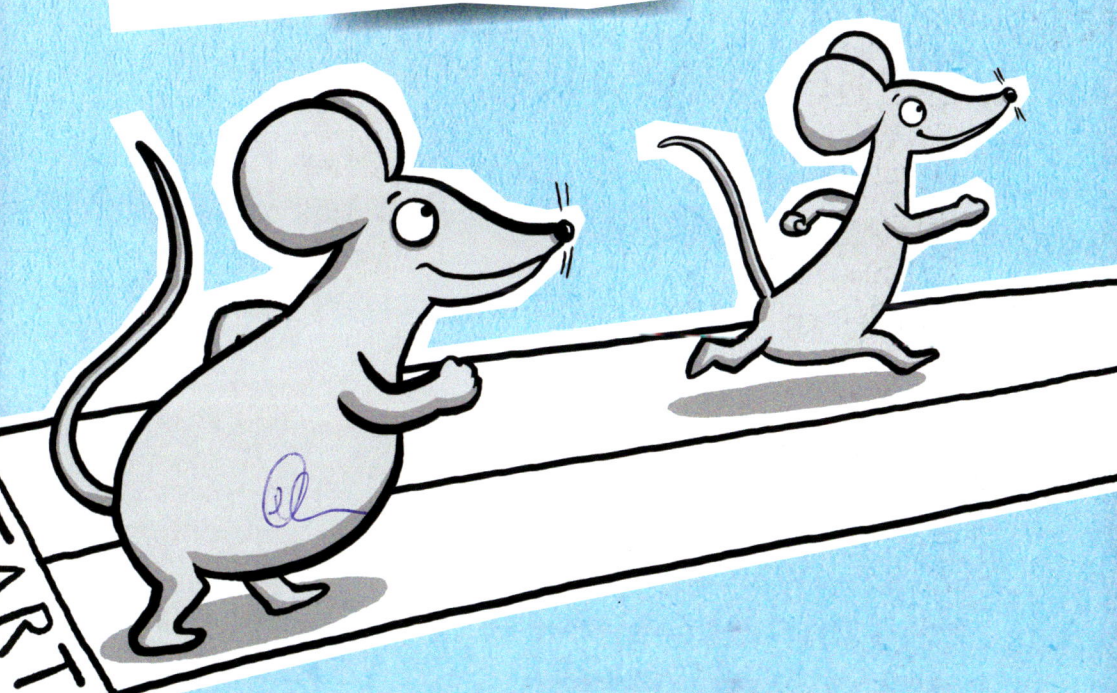

Schluss mit lustig

Langsam wird es Zeit, sich mit einer vernünftigen, an den Stoffwechsel angepassten Ernährungsumstellung zu beschäftigen. Die funktioniert aber nur, wenn sie sofort und einfach umzusetzen ist, Ihnen vom ersten Moment gut tut und hilft, Ihr neues Gewicht zu halten: 10in2.

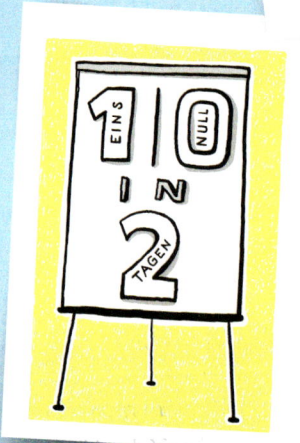

m Anfang war das Missverständnis. Jedes Jahr ist es dasselbe: Wenn Schnee und Winter sich zurückziehen, sich der Winterspeck aber unwiderruflich auf den Hüften breitgemacht hat – werden wir in Zeitschriften und Magazinen mit den neuesten, vielversprechendsten, »Diesmal-klappt´s-aber-wirklich«- und »Garantiert-kein-Jojo-Effekt«-Diäten konfrontiert. Das Tolle daran: Eine ist besser als die andere, – noch nie da gewesene Erkenntnisse machen uns badehosen- und bikinikompatibel.

Einmal muss genug sein ...

Sie haben in der Vergangenheit dabei sicher ebenso festgestellt, dass die Winterspeckproblematik offensichtlich nicht nur Sie betrifft und es nicht nur Ihnen schwerfällt, sie loszulassen, sondern dass es auch anderen so gehen dürfte. Aber vielleicht zählen gerade Sie zu jenen Menschen, die es immer wieder schaffen, eine Diät durchzuhalten. Da wird dann auf Kohlenhydrate verzichtet oder besonders viel Eiweiß zugeführt, das Gewicht von anderen überwacht, oder es darf wochenlang nur Obst und Gemüse verzehrt werden. Und genauso schnell wie die Pfunde bei diesen Radikalkuren purzeln, sind sie dann auch wieder drauf. Dass man durch derlei Prozesse maximal ein paar Liter Körperwasser verliert und sich keine gesunde Lebensweise oder einen vernünftigen Bewegungsdrang angewöhnt, muss ich an dieser Stelle sicherlich nicht betonen. Wenn es wenigstens nur das wäre, denn meistens kommen die Pfunde ja dann mit Verstärkung genau auf Hüfte, Po oder andere sogenannte Problemzonen zurück.

Immer wieder Jojo ...

... und immer weiter degenerierte Ernährungsprozesse. Es ist ein Trauerspiel. Mit den meisten Diäten verwirren Sie Ihren Stoffwechsel zunehmend und in nur wenigen Schritten trainieren sich so eine ganze Menge mehr an Pfunden an. Wenn Sie dann wieder einmal mit einer neuen Diät anfangen und sich morgens, mittags und abends weniger Energie zuführen, als Sie tatsächlich verbrauchen, werden Sie abnehmen. Ganz logisch. Zumindest an den ersten Tagen.

Ein Leben auf Sparflamme

Ihr Körper wird sich dann flugs an die neuen Gegebenheiten anpassen und auf den »Hoppala,–es–ist–ja–eine–Hungersnot ausgebrochen!«-Modus umschalten. Sie erinnern sich an diesen Schalter in Ihrem Kopf, den Penderostat (Seite 19). Das Ergebnis: Es wird nicht mehr Energie verbraucht, als Sie Ihrem Körper zuführen und Sie nehmen nicht weiter ab. Irgendwann sind Sie dann so frustriert oder Ihre Diät ist zu Ende – je nachdem, was früher eintrifft und wie diszipliniert Sie an die Sache herangegangen sind – und Sie kehren wieder zu Ihren normalen Essgewohnheiten zurück.

Und raten Sie mal, was nun passiert? Genau! Sie führen sich jetzt morgens, mittags und abends mehr Energie zu, als Ihr Körper verbraucht. Denn der rennt ja noch auf Sparflamme, wegen der rauen

Zeiten. Die überschüssige Energie wandelt unser überaus fürsorglicher Mechanismus dann in Speicherfett um und kümmert sich selbstverständlich und überaus gründlich um eine nachhaltige Deponierung in unseren Fettzellen.

Das Ergebnis: Nach der sogenannten Diät können Sie dann auch die eine letzte Hose, die davor zwar schon zu eng war aber unter großer Atemnot gerade noch so passte, nicht mehr tragen. Außer zum Altkleidercontainer natürlich.

Jetzt wird alles anders

Es wird Zeit, sich mit einer vernünftigen Ernährungsumstellung zu beschäftigen und zwar einer, die sofort und einfach umzusetzen ist, die Ihnen vom ersten Moment gut tut und vor allem Ihren Abnehmerfolg nicht gefährdet. Denn egal, ob Sie essen, um Problemen auszuweichen, sich abzulenken, ob aus Trotz, Ausgleich, Ersatz oder weil Sie ein leidenschaftlicher Genießer sind: Achten Sie auf die Signale Ihres Körpers, vertrauen Sie ihm, wenn er Ihnen sagt, was er braucht und was

er nicht braucht und geben Sie ihm die Möglichkeit, eine gesunde Lebensweise kennenzulernen. Nicht selten kommen die ersten Anzeichen, dass etwas nicht stimmt, nämlich nur sehr schleichend daher. Und werden daher auch ganz schnell wieder vergessen, ehe sie sich verstärkt zurückmelden.

Hören Sie auf sich

Die Rede ist von leichten Beschwerden, die auf zu viel Körpergewicht, zu wenig Bewegung und eine ungesunde Ernährung hinweisen. Achten Sie auf Ihre Verdauung, auf Ermüdungserscheinungen, Atembeschwerden, Gelenkschmerzen und Schlafstörungen und warten Sie nicht, bis Ihnen Ihr Körper die ganz große Rechnung in Form irgendeiner schwer behandelbaren Krankheit serviert. Nur um sicher zu gehen, dass Sie ihn nun endlich ernst nehmen und verstehen können. Wenn Sie schlau sind, dann beginnen Sie mit einer vernünftigen Lebensumstellung, bevor Ihr Körper Sie mit allen möglichen und unmöglichen Beschwerden konfrontiert.

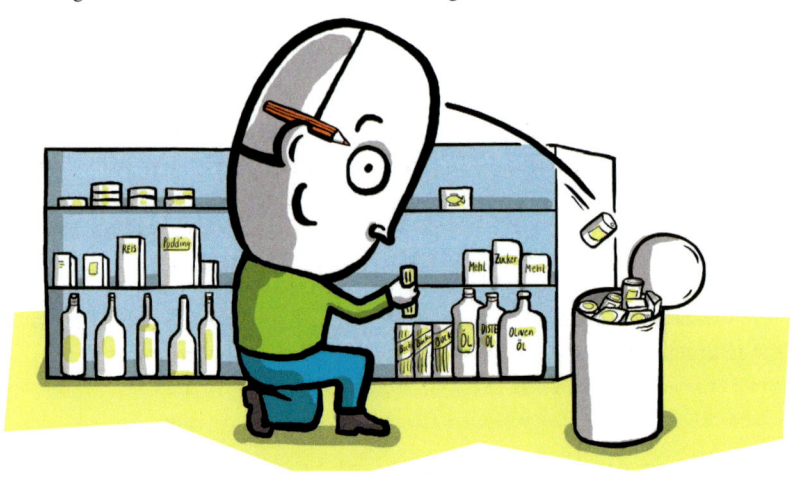

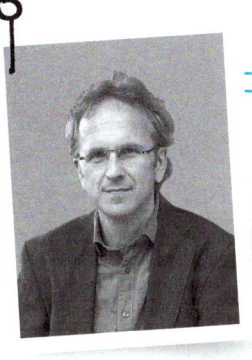

Fasten als Selbst-heilungsprogramm

Prof. Dr. med. Andreas Michalsen,
Professor für Klinische Naturheilkunde; Chefarzt
an der Charité, Berlin

Wir konnten in unzähligen Studien die vielen positiven Auswirkungen des Fastens belegen. Insbesondere ein erhöhter Spiegel des Glückshormons Serotonin hat eine stimmungsaufhellende Wirkung auf die Fastenden, genauso wie die Hormone Adrenalin, Noradrenalin, Dopamin oder Leptin, die außerdem auch noch ganz stark die Stoffwechselvorgänge regulieren und eine reduzierte Schmerzempfindlichkeit sowie eine erhöhte Sensibilität der Insulinrezeptoren hervorrufen. Das führte des Weiteren dazu, dass Patienten nach Fastenkuren eher bereit waren ein gesünderes Leben zu führen und beispielsweise regelmäßig Obst und Gemüse zu essen.

Das Paradoxe an diesen Erkenntnissen ist, dass es dennoch unzählige Skeptiker gibt, die beanstanden, es gäbe nicht ausreichend Studien, die diese bestätigen können. Wenn man nun weiß, dass sich die Kosten dafür auf mehrere Millionen Euro belaufen und Fördermittel sowie Gelder für neue Forschungsaufträge selten zur Verfügung stehen, wenn kein Medikament involviert ist, dann versteht man den Verdruss der forschungsfreudigen Experten. De facto bräuchten wir ein paar wenige große Studien, die die Auswirkungen des Fastens auf Volkskrankheiten wie Diabetes oder Hypertonie darlegen, um zu überzeugen. Denn dann könnte klar dargelegt werden, dass das Fasten bei diesen Krankheiten genauso seine Daseinsberechtigung hat wie Medikamente.

Von der Evolution her betrachtet war es die Regel, dass der Mensch immer wieder Fastenperioden überleben musste. Die Situation, die wir heute haben, dass wir regelmäßige Mahlzeiten zu uns nehmen und immer einen vollen Kühlschrank haben, ist ja historisch gesehen nicht normal. Insofern ist es daher nicht weiter verwunderlich, dass der Körper eher Probleme hat, wenn wir nicht fasten und immer regelmäßig essen.

Unser genetisches Kostüm scheint für das regelmäßige Essen weniger gut ausgestattet zu sein, als dafür, gut auf das Fasten zu reagieren. Fakt ist jedenfalls, dass das Fasten für den menschlichen Organismus wahre Wunder vollbringen kann.

... und dann kam 10in2

Bevor ich nun das Geheimnis lüfte und Ihnen verrate, wie mein ganz persönliches Lebens- und Ernährungskonzept aussieht, möchte ich nachdrücklich auf etwas hinweisen: Grundsätzlich gilt bei 10in2, was für jede andere Lebensumstellung auch gilt: Sprechen Sie zuerst mit Ihrem Arzt darüber. Aber lassen Sie sich ja nicht einreden, dass einem gesunden Menschen ein Fastentag schaden könnte, denn das stimmt nicht.

Ganz im Gegenteil. Schließlich leidet unsere Gesellschaft zunehmend an Zivilisationskrankheiten infolge des westlichen Lebensstils, wie Bluthochdruck, Herzinfarkt, Übergewicht und Stress. Mein 10in2-Programm kann zur Lösung oder Vorbeugung dieser Probleme einen entscheidenden Beitrag leisten.

Einfach lebensverändernd

Bei 10in2 geht es nicht in erster Linie darum, schlanker zu werden. Es handelt sich dabei auch nicht um eine der klassischen, zeitlich begrenzten Schlankheitskuren so wie bei einer Diät, bei der man es normalerweise nicht abwarten kann, bis sie endlich wieder vorbei ist und man wieder »normal« essen kann. Das 10in2-Power-Programm ist viel mehr. Es ist eine klare Entscheidung für einen lebensverlängernden Lebensstil und soll dazu dienen, mit gesteigerter Gesundheit mehr Genuss und Lust im Leben zu erfahren. Das Gute daran: Dieser Lebensstil funktioniert nachhaltig und Sie werden Spaß daran haben, danach zu leben.

Und so funktioniert´s

Das Prinzip des 10in2-Power-Programms ist hocheffektiv und leicht erklärt: An einem Tag essen Sie, was Sie wollen und am nächsten Tag essen Sie nichts. Somit erklärt sich die Formel:

Ein Tag essen (1), ein Tag nicht essen beziehungsweise fasten (0) und das in zwei (in2) Tagen = 10in2.

Durch diese Art und Weise, Ihr Leben ab jetzt neu zu gestalten, fühlen Sie sich jünger und fitter und steigern sehr wahrscheinlich Ihre Lebenserwartung. Sie verlieren auch belastendes Körperfett und stärken Ihr Immunsystem. Neben weiteren Aspekten, die 10in2 so wirksam machen, ist das Fasten nach dem Abwechslungsprinzip sicher der wesentliche Faktor für die Effektivität der Methode.

Ab jetzt und für immer

Da es sich bei 10in2 um ein Lebenskonzept und eben nicht um eine Diät handelt, sei hiermit auch gleich die Frage nach: »Und wie lange soll ich das machen?« beantwortet: »10in2 machen Sie ein Leben lang.«

Jetzt werden Sie sich vielleicht fragen, wie man auf so eine Idee kommt, dass man einfach an jedem zweiten Tag das Essen auslässt, oder?

Die Idee dahinter

Das verrate ich Ihnen gerne, denn das ist in der Tat eine heitere Geschichte. Über 15 Jahre erzählte ich in meinen Seminarkabarett-Vorstellungen davon, dass ein solches Fastenprogramm ja evolutionsbedingt auf der Hand läge. Man könnte

> »**10in2** bedeutet ja nicht nur eine
Gewichtsabnahme. Sie gewinnen Unmengen an
Freizeit, in der Sie viel Spaß haben können!«
>
> Bernhard Ludwig

dem ganzen Diätwahnsinn ein jähes Ende setzen, wenn ein gewichtiger Mensch nur jeden zweiten Tag äße. Er käme da ohne Probleme mit seinen Fettreserven aus.

Diese schöne und wahre Geschichte verbreitete ich also jahrelang, probierte das Programm aber ehrlicherweise selber nie aus. Eines Tages kamen dann nach einer Vorstellung ein junger Mann und eine junge Frau zu mir. Und sie erzählten mir, dass sie mein »Programm« seit ein paar Monaten ausprobiert hätten. Ja, und es würde tatsächlich funktionieren. Sie hätten beide abgenommen und gesundheitlich ginge es ihnen jetzt viel besser als vorher.

Programm mit Erfolgsgarantie

Das war für mich der auslösende Moment, auch endlich damit anzufangen. Und nie wieder aufzuhören. Heute arbeite ich mit den beiden – Erwin Haas, der auch die Rezepte für die Ess-Tage in diesem Buch kreiert hat, und Alma Sonnleitner – gemeinsam daran, die Idee der 10in2-Lebensphilosophie in die Welt zu tragen. Auf unserer Facebook-Seite konnten wir bereits Tausende Anhänger für diese Mission gewinnen und die Anzahl der Teilnehmer steigt täglich. Ebenso wie die Dunkelziffer der (noch) nicht bekennenden 10in2-Anhängerschaft!

Für wen 10in2 geeignet ist

Aufgrund der gesundheitsfördernden Wirkung von 10in2 ist dieser Lebensstil – vorsichtig formuliert – für jeden Menschen eine gute Idee. Sie profitieren von einem gestärkten Immunsystem, Anti-Aging-Effekten und einer nachhaltig optimierten Verteilung von Muskeln und Fettreserven. Weitere Vorteile der durch Essenspausen optimierten, stoffwechselgerechten Ernährung sind ihre vorbeugende Wirkungen gegen Herz- und Kreislaufbeschwerden und eine zunehmend natürliche Regulierung des eigenen Ernährungsverhaltens. Bestimmte Menschen können von 10in2 allerdings in besonderem Maße profitieren.

Nikotinliebhaber

Rauchen ist in jeder Hinsicht ein eher teurer Spaß, wirkt lebensverkürzend, macht einen ungesunden Teint und man riecht auch nicht besonders ansprechend. Wer gerne raucht und wissen möchte, was ihn im Fall der Fälle trotzdem am Leben erhalten könnte, ist gut beraten, wenn er sich über Spitäler und Krankenhäuser auf dem Laufenden hält, die auf Schlaganfall und Herzinfarkt spezialisiert sind und innerhalb von drei Stunden erreichbar sind. Wer allerdings weiterraucht, weil er Angst hat, nach dem Nikotinentzug zuzunehmen, hat mit 10in2 das beste Anti-Raucher-Programm an seiner Seite. An dem Tag, an dem Sie sich für den Abschied vom Nikotin entscheiden, starten Sie Ihr 10in2-Lustvoll-und-mehr-vom-Leben-haben-Programm und sparen ganz davon abgesehen massenweise Geld. Gewicht halten inbegriffen.

Ernährungsprogramm-Anhänger

Egal, welcher Diät-Religion Sie angehören, 10in2 unterstützt Sie dabei, den langfristigen Erfolg jeder Schlankheitskur zu sichern. 10in2 ist ein Konzept, das jede Ernährungsumstellung auf jeden Fall zum gewünschten Ergebnis führt. Gefällt Ihnen das LOGI-Konzept von Dr. Nicolai Worm, die Idee von Metabolic Balance oder der Ansatz der Weight Watchers? Diese Ernährungsprogramme wie auch jedes andere Ernährungsmodell, das Ihnen passt und schmeckt können im Rahmen von 10in2 sehr einfach durchgeführt werden.

Oder sind Sie etwa ein Fan von Dinner Cancelling? Bei 10in2 haben Sie die Möglichkeit, den Beginn Ihrer Essfreizeit individuell zu steuern.

Bauchträger

Nach neuesten Erkenntnissen erhöht ein Fettspeicher im Bauch – im Gegensatz zu den Depots an Beinen und Po – auch bei Normalgewicht (und damit auch bei einem normale Body-Mass-Index/BMI) das Sterberisiko! Bauchfett trifft man häufiger bei Männern an sowie bei Frauen jenseits ihrer Wechseljahre. Letzteres hängt mit dem veränderten Hormonhaushalt zusammen.

Bei Frauen gilt heute ein Bauchumfang ab 80 Zentimetern als gesundheitsgefährdend, bei Männern besteht ab 94 Zentimeter erhöhtes Risiko.

Gestresste

Das Zeitgeistphänomen »Overworked and Underfucked« (zu Deutsch in etwa: überarbeitet und wenig Spaß zu Hause) entsteht unter anderem aus den steigenden Anforderungen im Berufsleben in Kombination mit chronischem Zeitmangel, was sich zwangsläufig auch auf die Qualität von Partner- und Liebschaften auswirkt. Alternierendes Fasten im Rahmen von 10in2 bietet pragmatische Lösungen auch für dieses Problem: Sie profitieren erheblich von einer Steigerung Ihrer Beziehungsqualität, da Sie etwa zehn Stunden an freier Zeit pro Woche dazu gewinnen. Die sparen Sie, indem Sie nicht essen und zum Einkaufen gehen müssen.

info

AUSNAHMEN

Bei Jugendlichen, Schwangeren und Menschen, die Medikamente einnehmen, hat man die Wirkung von 10in2 noch nicht lang genug beobachtet, um mit gleicher Gewissheit die positiven Effekte auf den Organismus bestätigt zu finden. Daher empfehlen wir in diesen Fällen die unbedingte Rücksprache mit Ihrem Arzt.

Gut für Leib und Seele

Univ. Prof. Dr. Kurt Widhalm,
ehemaliger Leiter der Abteilung für Ernährungsmedizin an der Universitätsklinik Wien; Präsident
des Österreichischen Akademischen Instituts für
Ernährungsmedizin (ÖAIE)

Wir müssen uns im Zusammenhang mit Übergewicht und Fettleibigkeit dringend über neue Methoden Gedanken machen. Das sogenannte alternierende Fasten – ein Tag normale Nahrungszufuhr, ein Tag Fasten – ist insbesondere in den USA bekannt und über einen Zeitraum von wenigen Wochen hinsichtlich der Wirkung auf Gewicht, Körperzusammensetzung etc. beschrieben. Eine detaillierte Untersuchung der Auswirkungen auf den Stoffwechsel und insbesondere auf die Psyche und die Konzentrationsfähigkeit lag bisher noch nicht vor.

Im Rahmen einer Diplomarbeit (prospektive Pilotstudie) in der Abteilung für Ernährungsmedizin der Medizinischen Universität Wien im Juli 2012 hielten Bianca Tosolini und Patrik Horak unter meiner Leitung 15 Probanden an, über einen Zeitraum von 12 Wochen alternierend an einem Tag ihren normalen Essgewohnheiten nachzugehen und am darauffolgenden Tag auf Nahrung völlig zu verzichten. Anthropometrische Untersuchungen, Blutdruckmessungen und Messung der Körperzusammensetzung wurden zu Beginn und dann alle zwei Wochen, Blutabnahmen zu Beginn, nach sechs Wochen und am Ende der Studie durchgeführt.

Von den 15 Teilnehmern verblieben neun während der ganzen Studie, fünf fielen aus externen Gründen (Ortswechsel, Krankheiten etc.) aus. Im Durchschnitt nahmen die Probanden nach 12 Wochen 7,1 Kilogramm ab, ihr Körperfettanteil sank um acht Prozent. Die Blutfette (Triglyzeride) gingen um 35 Prozent zurück, Gesamtcholesterin und LDL-Cholesterin um acht Prozent. Hinsichtlich der psychosozialen Veränderungen, die durch einen validierten Fragebogen und einen Computer-basierten Konzentrationstest gemessen wurden, zeigten sich nach der 12-wöchigen Studienperiode eine eindeutige Verbesserung im Bereich der Störbarkeit des Essverhaltens, in der Stimmung und im psychischen Wohlbefinden sowie der Wachheit. Die Methodik von 10in2 ist somit ein praktikables, effektives Therapieschema, das zur Reduktion von Übergewicht und den damit verbundenen Risikofaktoren gut geeignet ist und positiv auf die Psyche wirkt.

DAS 10IN2-POWER-PROGRAMM

Das Prinzip von 10in2 ist leicht und schnell erklärt:

An einem Tag essen Sie, was Sie wollen und am nächsten Tag essen Sie nichts. Die Erfolgsformel lautet:

> **Ein Tag essen (1)**
> **Ein Tag nicht essen (0)**
> **In 2 Tagen (in2) = 10in2-Power-Programm**

Es gibt keine weiteren Regeln, keine Verbote. Essen können Sie an Ihren Ess-Tagen immer so viel, bis Sie angenehm satt sind. Zusätzlich – Sie haben ja nun so viel mehr Zeit für andere schöne Dinge – bauen Sie mehr Aktivität in Ihren Alltag oder beginnen sogar mit Nordic Walking oder Jogging, aber bitteschön, moderat. Je mehr die Pfunde purzeln, desto größer wird Ihr natürlicher Bewegungsdrang!

Und das war's dann auch schon, was es im Wesentlichen zu wissen gibt. Sie können gleich anfangen. Diesem wiederkehrenden Zweitagerhythmus folgen Sie ab jetzt. Am besten Ihr ganzes Leben lang.

Der 3-Tage-Test (3TT)

Wenn Sie wissen möchten, ob Sie schon bereit sind für den neuen 10in2-Lebensstil, dann empfehle ich den folgenden Test. Denn: Wie wollen Sie nach einem Monat überprüfen, ob Sie Ihre Muskelzellen erfolgreich von der Zucker- auf die Fettverbrennung umgecoacht haben? Fragen können Sie sie nicht. Also probieren Sie es am besten aus.

Ob Sie für das 10in2-Elementarerlebnis schon bereit sind, zeigt Ihnen 3TT: Der 3-Tage-Test. Mit dieser einfachen Übung können Sie sehr rasch beurteilen, ob Sie den 10in2-Ernährungsstil gut in Ihren Alltag integrieren können. Dazu benötigen Sie lediglich einen Vorbereitungstag und zwei Tage nach dem 10in2-Prinzip. Den Vorbereitungstag können Sie idealerweise auf einen Samstag legen, dann starten Sie anschließend gut in Ihre Arbeitswoche. Auch ein Beginn im Urlaub bietet sich an. Sie werden bestens erholt und verschlankt wieder in die Normalität zurückkehren.

Je nach Ihren individuellen Voraussetzungen sowie Lust und Laune können Sie den Test natürlich auch sofort probieren oder nach zehn Stunden effektivem 10in2-Muskelcoaching (siehe Seite 66), das am Vorbereitungstag stattfindet.

Tag 1:
Der Vorbereitungs-Ess-Tag

An diesem Tag können und sollen Sie wie üblich essen und trinken, was Sie wollen. Der einzige Unterschied zu Ihrer gewohnten Ernährung ist, dass Sie jeden

Bissen so gut kauen, dass Sie tatsächlich keine festen Speisen zu sich nehmen, sondern nur Speisebrei. Entscheidend ist am Vorbereitungs-Ess-Tag auch, dass Sie mengenmäßig nicht mehr zu sich nehmen als sonst, nur weil ein Nicht-Ess-Tag bevorsteht. Ansonsten läuft alles wie gehabt. Ihre Muskeln haben Sie auf diese einfache Art und Weise stillschweigend auf Fettverbrennung umgecoacht, denn je flüssiger die Nahrung ist, desto kürzer ist ihre Verweildauer im Magen. Die Muskelzellen bedienen sich dann je nach Bedarf heute aus den Reserven. Der eigentliche Testlauf beginnt dann mit dem »0er« (sprich: »Nuller«), also einem Nicht-Ess-Tag.

Tag 2:
Der Probe-Nicht-Ess-Tag

Ihr erster Nicht-Ess-Tag: Sie nehmen weder feste noch flüssige Nahrung zu sich, sondern nur Wasser. Morgens empfiehlt sich ½ Liter heißes oder warmes Wasser. Falls Sie Kaffee oder Tee trinken, dann ungesüßt und ohne Milch. Nur Wasser bedeutet tatsächlich: Nur Wasser, in seiner klaren, reinen Form. Zwei bis drei Liter dürfen es pro Tag durchaus sein. Keine anderen Getränke, weder light noch zero, keine Molke oder Buttermilch und auch keine Gemüsesäfte. Sollten Sie trotz des Muskelcoachings am Vorbereitungstag ein Hungergefühl verspüren, trinken Sie Wasser und gehen Sie eine Runde spazieren oder machen Sie Gymnastik oder Yoga oder was Ihnen Spaß macht. Abends ist sozialkompatibles Trinken gestattet: Ingwertee, heißes Wasser, eventuell ein Glas herzschützenden Wein.

Nach einem Nicht-Ess-Tag naschen die Muskelzellen dann nachts, wenn viel Wachstumshormon ausgeschüttet wird, das die Fettzellen öffnet, verstärkt am eigenen Fett. Und Sie wachen am Morgen danach satt auf!

Tag 3:
Der zweite Probe-Ess-Tag

An Ihrem ersten Ess-Tag nach einem Nicht-Ess-Tag ist es wichtig, das Fasten zu brechen. So vermeiden Sie, dass Ihr Sklave im Gehirn auf Sparflamme und danach auf Jojo umstellt. Also können Sie an diesem Tag wie üblich essen und trinken, was Sie wollen.

Testergebnis

Nach diesen drei Tagen können Sie sicher beurteilen, ob 10in2 für Sie im Alltag funktionieren kann. Und wie geht es Ihnen? Na, ganz ehrlich?

Sie haben die Erfahrung gemacht, an Ihrem Nicht-Ess-Tag überraschend fit und energiegeladen zu sein? Sie hatten am nächsten Morgen wider Erwarten keinen Hunger und in der Nacht sowieso nicht? Sie hatten gleich viel mehr Freude am Essen und verspürten eine allgemeine Steigerung Ihres Wohlbefindens?

Wenn Ihnen der Probe-Nicht-Ess-Tag zwar insgesamt schwer-, aber leichter gefallen ist, als Sie angenommen haben, dann machen Sie doch einfach weiter so! Sie werden die Erfahrung machen, dass Ihnen die Nicht-Ess-Tage mit der Zeit immer leichter und das Fastenbrechen an Ihren darauffolgenden Ess-Tagen immer schwererfallen werden.

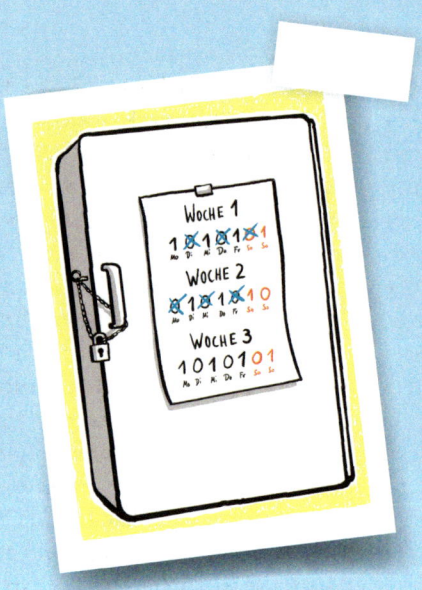

Sie haben den Drei-Tage-Test erfolgreich absolviert oder Sie wollen gleich loslegen mit 10in2. Kein Problem. Auf den folgenden Seiten führe ich Sie Tag für Tag durch die nächsten drei Wochen, die Ihr Leben verändern werden.

Das 21-Tage- Programm

evor Sie mit der Umstellung Ihrer Lebensgewohnheiten anfangen, verinnerlichen Sie bitte noch einmal die Grundlagen der 10in2-Methode. Diese ist extrem einfach umzusetzen, ohne dass Sie sich vorher mühsam in eine schwer verständliche Materie einlesen und/oder ein Studium der Ernährungswissenschaften absolvieren müssen. Auf den nächsten Seiten erfahren Sie jeden Tag weitere spannende Details, die Ihnen helfen werden, mit 10in2 ab sofort besser, gesünder und um einige Pfunde erleichtert zu leben. Sie werden sehen, es ist leichter als Sie es sich vorstellen können!

Alles eine Frage der Gewohnheit

Dazu beschäftigen wir uns zunächst einmal mit liebgewonnenen (oder auch verhassten) Gewohnheiten, zu denen Ihre aktuelle Ernährungsweise nun einmal gehört. Schließlich wollen Sie diese ja mit Hilfe von 10in2 erfolgreich ändern. »Ja,« werden Sie jetzt vielleicht sagen, »das habe ich in der Vergangenheit schon öfter probiert. Warum soll das jetzt auf einmal klappen?« Und darauf antworte ich: »Weil ich Sie an der Hand nehme und Ihnen ganz genau zeige, wie es geht.« Es geht nämlich um nichts weniger als Gewohnheiten auszuhebeln, eine ziemlich unangenehme Angelegenheit.

Liebgewonnen oder verhasst

Gewohnheiten sind im Grunde nichts anderes als Datenautobahnen in Ihrem Gehirn, die durch wiederholtes Verhalten über die Jahre angelegt wurden. Auf Ihre Ernährungsweise übertragen bedeutet das, dass sich diese in Form einer achtspurigen Autobahn durch Ihre grauen Zellen zieht. Ein interessantes Bild …

Wie kam es dazu? Ihr Gehirn hat seit Urzeiten den evolutionären Auftrag, so wenig Energie wie möglich zu verbrauchen. Das heißt, es schätzt Änderungen und Umwege nicht sonderlich. Also bevorzugt es eher die eingefahrenen Wege, oder um in unserem Beispiel zu bleiben, die bequemen Autobahnen (z. B. in Form Ihres bisherigen Ernährungsverhaltens) als die Schleichwege über die Landstraße.

Wenn Sie nun trotzdem einen neuen Weg einschlagen wollen, weil er Ihnen sinnvoller erscheint, um Sie an ein bestimmtes Ziel zu bringen (z. B. weniger Bauchumfang, keine Gelenkschmerzen) müssen Sie diesen mit Ihrer Machete im Dschungel neben der Autobahn anlegen.

Der Weg ist das Ziel

Leider gibt es anfangs keine Straßenwalze für einen schnelleren Wegebau, aber glauben Sie mir, Sie werden es auch so hin bekommen. Wenn Sie einmal begonnen haben, eine Schneise zu schlagen, dann gehen Sie da weiter und trampeln diesen neuen Weg immer wieder und weiter aus, um ihn zu fixieren. Das ist die einzige Möglichkeit, neue (Ess-)Gewohnheiten nachhaltig zu festigen.

Irgendwann ist es Ihrem Gehirn zu blöd, die Wege immer wieder zuwuchern zu lassen, und es schickt selbst Arbeiter, um die neue Straße zu asphaltieren. Das

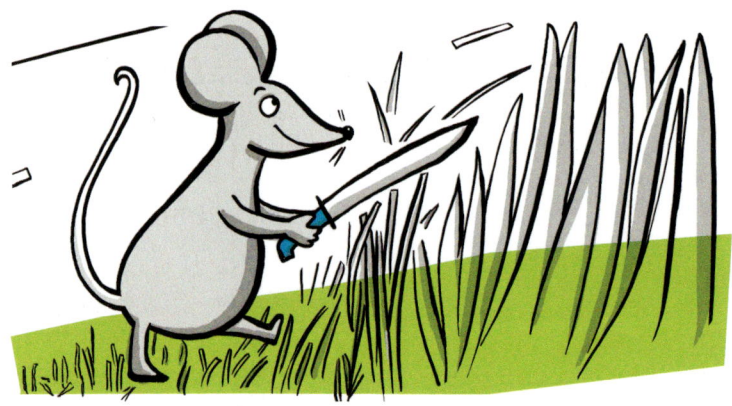

ist dann energiesparender. Wenn Sie auf der anderen Seite die alte Autobahn nicht mehr benutzen, fängt da das Gras zu wachsen an und Ihre alten (Ess-)Gewohnheiten verkümmern.

Sie machen den Weg frei

Das hört sich anstrengend für Sie an? Ist es aber gar nicht. Sie können darauf vertrauen, dass es leichter ist, sich etwas Neues anzugewöhnen als sich etwas Altes abzugewöhnen. Ihr Körper wird die erfolgreiche Umstellung auf 10in2 in wenigen Tagen vollbringen. Ihrem Hirn müssen Sie hierfür allerdings ein wenig mehr Zeit einräumen.

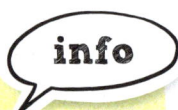

Grundsätzlich können Sie auch davon ausgehen, ==dass etwa drei Wochen ausreichen, eine neue 10in2-Autobahn in Ihrem Gehirn anzulegen.== Vielleicht noch keine achtspurige, aber auf vier Spuren fährt es sich auch schon ganz gut.

Bevor ich es vergesse: Neben Ihrem 21-Tage-Programm mit 10in2 achten Sie bitte in den ersten drei Wochen ganz besonders darauf, ob der Autopilot in Ihrem Gehirn die neue Navigationssoftware fehlerfrei in Betrieb nimmt und unterstützen ihn gegebenenfalls mit allen erforderlichen Informationen, falls sich das als notwendig erweisen sollte.

Tag 1 – Mein erster 1er

Ihre 10in2-Zukunft kann schon heute starten, denn Sie essen heute so wie Sie es die letzten Tage, Monate, Jahrzehnte bereits getan haben. Allerdings: Sie kauen jeden Bissen heute besonders gut. Und: Heute unternehmen Sie zusätzlich eine kleine Wegwerfaktion. Denken Sie daran, dass Sie Ihre Muskeln umcoachen, indem Sie als Allererstes Ihren Magen auf Flüssignahrung programmieren.

> »Feste **Speisen** soll man trinken,
> flüssige Speisen
> soll man essen.«
>
> Mahatma Gandhi

Werfen Sie Ihre Waage weg …

… oder schenken Sie sie jemandem, den Sie nicht ausstehen können.

Ich habe das eingangs bereits erwähnt. Aber heute ist der richtige Tag dafür. Eine Waage ist allenfalls hilfreich für jene Wahnsinnigen, die gar nicht wissen wollen, wie es um Ihre Gesundheit tatsächlich bestellt ist.

Das entscheidende Kriterium beim Abnehmen ist nicht Ihr Körpergewicht oder Ihr BMI (Body-Mass-Index, siehe Seite 95). Es macht vielmehr einen Unterschied, ob Ihr Gewicht von Wasser, Fett oder Muskeln dominiert wird.

Bevor Sie sich also auf die Waage stellen – so Sie diese (wahnsinnigerweise) noch nicht weggeworfen haben – machen Sie den Gürtellochtest oder den T-Shirt-Selbstversuch. Zu Ihrem eigenen Wohl empfehle ich Ihnen dringend, hierbei nicht den »Bauch drüber-« oder »Bauch drunter-« Trick anzuwenden.

Das rechte Augenmaß finden

Sie werden sehen, dass es um einiges motivierender ist, seinem Bauch ohne Scheu ins – nun ja – Auge zu blicken, weil Sie sich nicht durch hormonelle Schwankungen irreführen lassen. Und wenn Sie einmal entschieden haben, meiner Philoso-phie lebenslänglich zu folgen, dann wird Ihnen das Messen mit der Zeit ohnedies gleichgültig werden, so viel kann ich Ihnen versprechen. Bis es so weit ist, denken Sie aber immer daran, dass es um die direkten Folgen geht, die das Übergewicht auf Ihren Körper hat. Insbesondere zu viel Bauchfett ist ein enormer Risikofaktor für Typ-2-Diabetes, Bluthochdruck und andere Beschwerden. Bei der Frage, ob der Bauch zu rund ist, verrät die reine Blickdiagnostik mehr als jede Waage.

Auch eine plötzlich enger anliegende Jeans gibt unmissverständlich Ihren Bauch-Status-Quo preis. Um die Selbstdiagnose erfolgreich zu bewerkstelligen, stellen Sie sich einfach vor einen großen Spiegel. Wenn Ihnen das nicht ausreicht oder Zweifel in der Diagnostik aufkommt, ziehen Sie sich aus.

Bauch oder Nicht-Bauch?

Frauen bekommen sehr gerne die Bauch-Beine-Po-Polster, über die sie sich ärgern, die aber gesundheitlich nicht so riskant sind. Das Gesundheitsrisiko besteht aber bei der apfelförmigen Fettverteilung. Die findet sich eher bei Männern. Im Bauchfett bilden sich Entzündungsstoffe und Hormone, die den Stoffwechsel stören. Der Apfeltyp sieht mit dünnen Ärmchen und dünnen Beinchen zwar ein bisschen wie ein Käfer aus, ist aber nicht unbedingt ein Schwergewicht. Ein Apfelmännchen hat nur ein einziges Problem: Es ist oft gar nicht so einfach, eine Hose anzuziehen! Viele Apfelmänner wählen daher die intellektuelle Matura- (zu Deutsch: Abiturienten-)Methode. Sie bleiben einfach bei der Hosengröße, die sie mit 18 Jahren hatten und lassen den Hosenbund jedes Jahr einen Zentimeter weiter hinunterrutschen. 15 Kilogramm lang bemerken sie so gar nicht, dass sie eine neue Kleidergröße brauchen.

Ärzte, Apothekerinnen und die Pharmaindustrie würden sich natürlich wünschen, dass die Apfelmännchen eher die Gürtelmethode anwenden. Dazu nimmt der Apfelmann einen stabilen Gürtel und schnürt damit seinen Bauch in zwei Teile. Da kommt dann unten ein kleiner Bauch raus und oben ein größerer. Durch das Verengen der Gefäße steigt der Blutdruck dann noch ein bisschen. Damit müssen übergewichtige Hochdruckpatienten jeden Tag eine Blutdrucktablette mehr einwerfen und werden ein bisschen impotent. Dafür können sie aber auch wie eine Knackwurst herumlaufen.

Sinnvoll messen

Möchten Sie sinnvoll messen und erscheint Ihnen der Spiegel zu ungenau, dann empfehle ich Ihnen zwei Messmethoden, um einzuschätzen, wie es um Ihre Gesundheit steht: Die Bauchumfang- und die Dexa-Messung. Und für Humorvolle gibt es auch noch eine dritte Methode: Die Seminarkabarett-Messung. Mehr dazu verrate ich Ihnen an den kommenden Ess-Tagen!

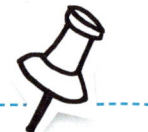

Tag 2 – Mein erster 0er

Heute kann es endlich losgehen! Auch wenn Ihnen der erste Tag, an dem Sie nichts essen, vielleicht nicht leicht fallen wird – lassen Sie sich auf das Abenteuer 10in2 ein und überwinden Sie Ihre inneren Widerstände gegen die Veränderung: Das klappt leicht, wenn Sie sich ganz sicher sind, dass Sie Ihr Leben künftig in eine neue Richtung lenken wollen! Vielleicht haben Sie ja auch schon den Drei-Tage-Test gemacht und wissen bereits, dass Sie mit dem Essen pausieren können.

Stimmen Sie sich ein

Freuen Sie sich am Nicht-Ess-Tag aufs morgige Frühstück, das viele Wasser, das Sie heute trinken dürfen und das Ihnen dabei hilft, Hungergefühle zu stillen. Nicht zu vergessen die viele freie Zeit, die auf Sie wartet, das eingesparte Geld und die lustvolle Bewegung!

Keine Panik: Sie müssen keine Angst vor Hunger haben! Sobald Sie sich am Nichtesstag hungrig schlafen legen, dann bedient sich Ihr Körper in der Nacht an den eigenen Fettreserven und Sie wachen satt und zufrieden auf. Und sollten Sie untertags doch einmal sehr hungrig sein, dann gehen Sie spazieren, laufen drei Stockwerke Treppen hinauf oder setzen sich aufs Rad. Insofern ist es auch praktisch, den ersten Nicht-Esstag auf ein Wochenende zu legen. Außer Ihr Chef hat nichts dagegen, wenn Sie plötzlich aufspringen, um Ihr Büro für einen Spaziergang zu verlassen. Oder Ihre Kinder entwickeln keine Verlassensängste, wenn Sie sie für eine Runde Joggen am Mittagstisch sitzen lassen.

Ernährung am Nicht-Ess-Tag

So geht es los: Morgens nach dem Aufstehen empfiehlt es sich, den Tag mit dem Genuss von ¼ bis ½ Liter warmem oder heißem Wasser zu beginnen. Falls Sie zum »Frühstück« Kaffee oder Tee trinken wollen, sollten Sie auf Zucker, Honig, Süßstoff und Milch verzichten. Ihr Körper kann

Hungern sehr gut verkraften, wenn Sie ihm nur genügend zu trinken geben!

Trinken Sie untertags bevorzugt Wasser und verzichten Sie auf jegliche Form der Light- und Heavy-Getränke oder flüssige Nahrung (wie zum Beispiel Molke). Der Anti Aging-Effekt von 10in2 wird dadurch sonst unterbrochen. Ihr Bestreben am 0er muss es sein, den ganzen Tag ohne Kalorien auszukommen, um den gewünschten Effekt zu erreichen.

Abends können Sie Tee (empfehlenswert: frisch geschnittenen Ingwer mit heißem Wasser überbrühen und fünf Minuten ziehen lassen), Gemüsebrühe (am besten ein Fond oder eine selbst gemachte Brühe mit frischem Gemüse) zu sich nehmen. Der Nicht-Esstag endet mit dem Morgen des Ess-Tages. Widerstehen Sie der Versuchung, den Ess-Tag schon um 0.05 Uhr zu beginnen!

Erste Hilfe bei Beschwerden

Die Umstellung auf 10in2 kann anfänglich zu leichten Beschwerden führen, je nachdem, welchen Lebensstil Sie zuvor gehegt haben. Gegen kalte Füße hilft ein Spaziergang, warme Socken, warmer Tee oder ein heißes Bad. Gegen Kopfschmerzen hilft ebenfalls eine ausreichende Flüssigkeitszufuhr und auch ein Mittagsschlaf. Bei Kreislaufproblemen hilft – ja, ebenfalls – viel trinken und ein Spaziergang an der frischen Luft.

Sollten Sie Magenschmerzen haben, im Fachjargon Nüchternschmerz genannt, könnte das vielleicht ein Hinweis auf ein Magengeschwür sein. In diesem Fall sollten Sie unbedingt Ihren Arzt aufsuchen.

Übrigens: Die im Allgemeinen empfohlene Menge an Vitaminen, Mineralstoffen und Spurenelementen im Rahmen einer gesunden Ernährung sollte nicht auf täglicher, sondern auf wöchentlicher Basis sichergestellt sein. 10in2 kann somit auch in diesem Punkt bedenkenlos eingesetzt werden, sofern Sie sich an den Ess-Tagen vitalstoffreich ernähren. Lassen Sie sich dazu durch unsere leckeren Rezepte ab Seite 112 inspirieren.

SO BLEIBEN SIE DRAN

Tun Sie sich etwas Gutes, wenn Sie mit 10in2 anfangen und seien Sie an den ersten Tagen ganz genau. Dann geht es einfacher weiter.

Credo 2: Halten Sie sich besonders zu Beginn an die Spielregeln!
Essen Sie am 1er was Sie möchten und das, bis Sie angenehm satt sind. Und am 0er essen Sie eben nichts und betreiben moderate Bewegung, wenn der Hunger kommt. Zusätzlich gilt: Trinken, trinken, trinken. Und zwar Wasser beziehungsweise »Nullkaloriengetränke« und sonst nichts. Ihr Ziel am 0er muss sein, dass Sie keine Energie (Kalorien) zu sich nehmen. Ausnahmen, die erlaubt sind: Kaffee (ohne Milch, Zucker oder Süßstoff), Tee (ebenfalls ungesüßt) und abends nach Belieben ein Gläschen Rotwein.

Tag 3 – Mein zweiter 1er

Heute freuen Sie sich bestimmt schon sehr auf Ihr Frühstück. Vielleicht haben Sie sich gestern Abend schon überlegt, was Sie sich heute früh gönnen wollen? Das ist vollkommen in Ordnung! Essen Sie heute wie gewohnt. Sie brauchen nicht mehr zu essen als sonst. Probieren Sie doch heute gleich eines unserer superleckeren Rezepte aus. Und sichern Sie sich weiterhin Unterstützung für Ihre neue Lebensweise, indem Sie Ihren Partner und Ihre Kinder motivieren mitzumachen.

Mitmacher motivieren

Gerade wenn die auch unter ein paar Kilos zu viel leiden oder Ihre Kinder vielleicht sogar in der Schule gemobbt werden, tut Ihnen das 10in2-Programm gut. Denn: Gemeinsam geht´s gleich noch viel leichter! Gerade für Mütter, die drei Mal täglich in der Küche stehen und Ihren Liebsten ein Essen kredenzen müssen, profitieren ungemein davon, wenn alle Familienmitglieder mitziehen. Wenn Sie Zweifel haben, ob 10in2 für Ihre Kinder unbedenklich ist, lesen Sie bitte noch einmal das Expertenstatement zum Thema Übergewicht bei Kindern (siehe Seite 13).

Auch hinsichtlich des Wachstums müssen Sie sich beim Fasten für Ihre Kinder keine Sorgen machen, denn auch bei Ihrem Kind funktioniert der Prozess der Autophagie. Somit wird sein Körper auch während eines Nicht-Ess-Tages mit Energie versorgt. Wenn Sie Bedenken haben, sprechen Sie bitte mit Ihrem Arzt. Zum Einstieg können Sie das Drei-Tage-Programm probieren (siehe Seite 56). Auch eignen sich die Schulferien am ehesten für den Beginn. Wichtig: Ihr Kind muss es selbst wollen, sich um seine Kilos zu viel zu erleichtern. Meist ist der Leidensdruck bei übergewichtigen Kindern und Jugendlichen entsprechend groß. Sobald Ihr Kind dann wieder in normale Kleidergrößen passt, können Sie das Programm dann flexibler handhaben. So könnten Sie zum Beispiel einen einwöchigen Fastentag einlegen und achten zudem darauf, dass keine süßen Getränke im Haus sind. Diese machen Kinder fast automatisch dick (siehe Seite 13). Verordnen Sie diese Fastenmaßnahmen nicht, sondern motivieren Sie ihr Kind, dass es freiwillig mitzieht.

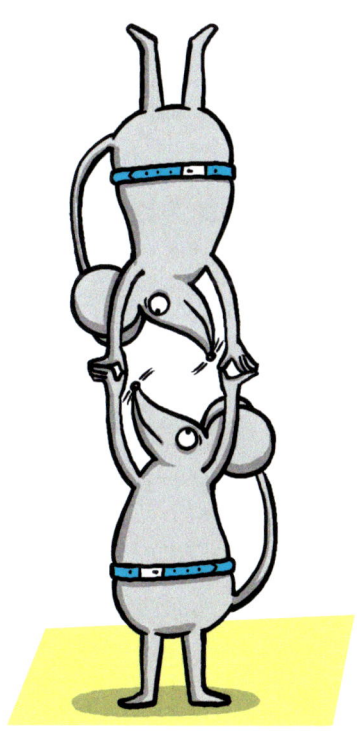

Führen Sie ein Ernährungsprotokoll!

An den Ess-Tagen können Sie Ihre Ernährungsweise protokollieren. Auch wenn Sie sich grundsätzlich darin üben sollten, im Rahmen von 10in2 auf Ihren Körper zu hören. Falls Sie an Ihren Ess-Tagen eine ausgewogene Ernährung mit ausreichend Vitalstoffen sicherstellen wollen, bietet sich die Idee eines Ernährungsprotokolls an. So können Sie essen, was Sie wollen und lernen zuerst vielleicht mit unseren Rezepten und später dann auch intuitiv, was gut und richtig für Sie ist. Besorgen Sie sich zur Inspiration Kochbücher und beschäftigen Sie sich mit Lebensmitteln. Sprechen Sie mit Ihrem Metzger oder Gemüsehändler über gute Produkte.

Wenig Aufwand, große Wirkung

Gewöhnen Sie sich dazu an, ein kleines Notizbuch und einen Stift mit sich herumzutragen und jede Mahlzeit gleich zu notieren. Man möchte gar nicht glauben, was man alles vergisst beziehungsweise eher verdrängt an den Dingen, die man sich den ganzen Tag so in den Mund stopft.

Sie protokollieren täglich (Zeitaufwand etwa zwei Minuten) und eine Woche lang alles, was Sie essen. Wenn Sie Ihre Protokolle anschließend auswerten, sehen Sie deutlich, was Ihnen fehlt oder wo es zu viel ist. So sehen Sie auf einen Blick, ob Sie beispielsweise doch etwas häufiger Süßes naschen und ob Sie ausreichend frisches Gemüse und Obst verzehren. So können Sie sich bewusst für gesündere Lebensmittel entscheiden und Ihren Ernährungsstil schrittweise ausgewogen gestalten.

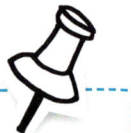

Tag 4 – Mein zweiter 0er

An Ihrem zweiten Nicht-Ess-Tag möchte ich Sie gerne mit dem Thema Muskel-Coaching vertraut machen. Sie werden sehen wie gut es sich anfühlt, sich in Bewegung zu setzen, wenn der Hunger kommt. Denn wenn Bewegung kommt, geht der Hunger. Probieren Sie es aus und vergessen Sie heute nicht, ausreichend zu trinken!

Bewegung macht dem Hunger Beine

Wenn Bauch, Beine und Po umfangreicher als gewünscht sind, ist es blöderweise nicht so einfach, sie zu schmälern. Deshalb ist es gleich von Anfang an wichtig, dass Sie Ihre Muskeln auf eine intensive Fettverbrennung umcoachen. Die Muskelzellen haben ein tolles Hybridsystem, denn sie können von zwei Substanzen leben: Von Zucker (in seiner Speicherform Glykogen) und von Fett. Dem Muskel ist es grundsätzlich egal, womit er versorgt wird. Wenn Sie sich zu wenig bewegen, brauchen Ihre Muskeln jahrein und jahraus kein Fett, da sie ausgezeichnet mit dem Zucker aus der Nahrung auskommen.

Gib den Muskeln Fett

In unserer Alltagsernährung gibt es genug Zucker, um den Speicher in der Leber immer wieder aufzufüllen. Das ist nicht nur Segen sondern auch Fluch: So wird die Muskulatur immer ordentlich versorgt und muss sich nie über das Fett hermachen. Zudem halten sich die Muskelzellen an das Naturgesetz: »If you don't use it, you'll loose it.« – »Wenn du sie nicht einsetzt, verlierst du sie.« Deshalb müssen Sie es bewerkstelligen, Ihre Muskeln so zu coachen, dass sie sich wieder aus den Fettreserven versorgen.

Der Trick: Schlaues Magermassen-Management

Mit zunehmendem Alter ändert sich hormonell bedingt die Körperzusammensetzung. Muskeln und Knochen machen die so genannte Magermasse aus. Speicherfett gehört zur trägen Masse und belastet die Gelenke. Wir schleppen also dauernd Reserven mit uns herum, obwohl wir sie nie brauchen. Unser Ziel ist daher ein Magermassen-Management (engl.: Lean Body

Mass Management). Es geht um eine Neu-komposition des Körpers mit mehr fett-freier Körpermasse.

Die Kombination macht es

Nach neueren Erkenntnissen ist es keines-wegs egal, ob Sie sich hungrig oder satt in Bewegung setzen. Wenn Sie gut gesättigt laufen, ist in etwa erst nach dem sechsten zurückgelegten Kilometer Ihr Zuckerspei-cher leer. Von da an greifen die Muskel-zellen aufs Fett zu. Wenn Sie aber weniger laufen und sich sonst auch nicht bewegen, haben Sie mit einem erfrischenden Seidl Bier (einer Halben) danach Ihren Kalo-rienverbrauch wieder ausgeglichen. Das heißt, alles war für die Katz'!

Schlauer ist es daher, sich generell mehr zu bewegen, weniger Autofahren und mehr Zufußgehen, Treppensteigen, statt den Lift zu benutzen und so fort. Noch besser für Ihre Fettverbrennung wäre dann ein Krafttraining für den Mus-kelaufbau, wie Sie es auf Seite 97 finden. Verschiedene Ausdauersportarten mit großem Spaßfaktor stelle ich Ihnen auf Seite 93 vor. Und sollten Sie einmal eine Extra-Portion Entspannung in Kombina-tion mit einer Extra-Portion Beweglich-keit brauchen, empfehle ich Ihnen mein spezielles Yoga-Programm (Seite 86). Für ein effektives Muskelcoaching ist die Kombination aus Ausdauer- und Kraft-

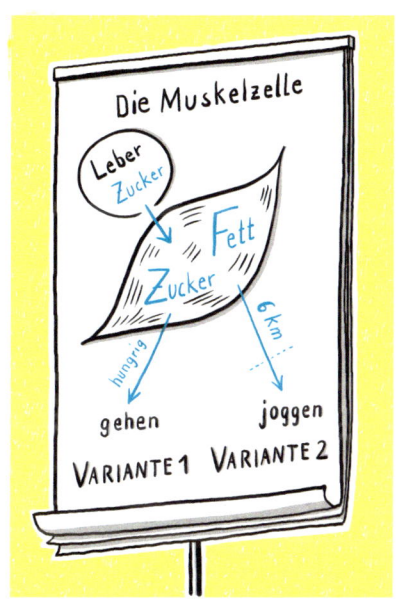

training ideal – zumindest für Menschen, die viel Zeit haben.

Besser noch: hungrig sporteln

Für Menschen, die nicht laufen oder einen ähnlichen Ausdauersport betreiben kön-nen oder solche, die einfach zu bequem dafür sind, bietet sich eine spezielle Vari-ante des Muskelcoachings an. Diese Mus-kel-Coaching-Methode ist das Warten. Warten Sie, bis Sie hungrig sind. Wenn es dann endlich so weit ist, dann setzen Sie sich in Bewegung. Ihre Muskelzellen greifen nun viel eher aufs Körperfett zu.

»Mit **10in2** gibt es keinen Muskelabbau.«

Prof. Dr. Michael-Otto Lesch

In diesem Fall genügt ein mildes Bewegungsprogramm. Schnell gehen genügt meistens, damit Ihr Puls auf 100 bis 110 Schläge pro Minute steigt, was völlig ausreichend ist, um die Fettverbrennung zu starten. Gehen Sie gerade so schnell, dass Sie dabei immer noch reden können

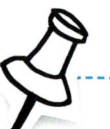

EFFEKTIVES 10IN2 MUSKELCOACHING

- **Variante 1**

  3 x 30 Minuten »normal-satt«-Ausdauertraining mit mindestens einem Sechs-Kilometer-Lauf plus Krafttraining zum Muskelaufbau und ausreichend Alltagsbewegung

- **Variante 2**

  3 x 40 Minuten pro Woche hungrig Bewegung im aeroben Bereich plus individuelles Krafttraining zum Muskelaufbau und genügend Alltagsbewegung

(aerober Bereich). Wenn Sie hungrig 40 Minuten schnell gehen, verbrennen Sie mehr Fett als wenn Sie satt 30 Minuten joggen. Ihre Muskelzellen lernen komplett auf Fettverbrennung umzuschalten, wenn Sie mindestens drei Mal pro Woche 40 Minuten trainiert werden.

Geheimvariante für Hartgesottene

Den Asketen unter Ihnen verrate ich gern eine dritte Variante für ein effektives Muskel-Coaching. Diese Variante ist meiner Dissertation geschuldet, bei der ich eine Gruppe von 90 Übergewichtigen betreute. Es galt herauszufinden, wie viel Energie der Körper pro Tag tatsächlich braucht. In der ersten Woche mussten alle Teilnehmer im Detail aufschreiben, was sie täglich gegessen und getrunken haben. Ich denke, dass das allein das schon zu 1 bis 2 Kilogramm Gewichtsverlust führte, da das wirklich anstrengend ist. Die zweite Woche war dann sehr viel aufregender, denn die Hauptspielregel lautete jetzt: »Hungern verboten! Essen, bis man angenehm satt ist!«

Geschichte eines Versuchs

Der einzige Haken an der Sache: In dieser Woche gab es keine abwechslungsreiche und gute Kost mehr. Es wurde ausschließlich ein Getreidebrei serviert. Dieses Gericht war komplett geschmacksneutral und unattraktiv. Man durfte weder würzen, noch ein geschmackvolles Öl hinzufügen und sonst irgendetwas tun, das ihm den Hauch eines guten Geschmacks verliehen hätte. An Fett, Eiweiß und Kohlenhydraten steckte im Brei alles, was der Körper braucht. Wer hungrig war, bekam also ausschließlich diesen Brei. Hungern war verboten, schließlich wollten wir ja erforschen, was der Körper tatsächlich an Energie braucht. Das Verblüffende dabei war, dass die Teilnehmer nun tatsächlich nur so viel aßen, wie sie wirklich benötig-

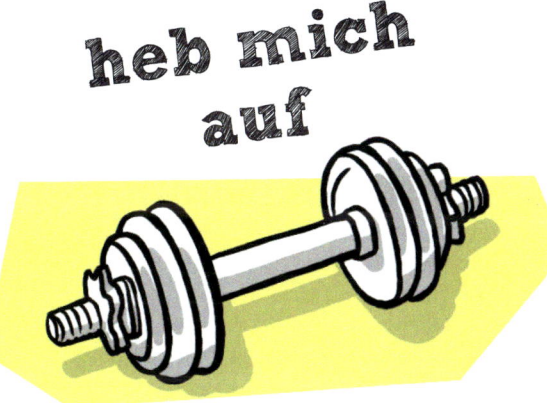

heb mich auf

ten, um die körperlichen Grundfunktionen aufrechtzuerhalten.

Man schaltet schnell auf Autophagie, das weiß und verstehe ich aus heutiger Sicht. Das Unglaubliche in meinem damaligen Versuch: 200 Kalorien am Tag waren für alle Probanden ausreichend, um angenehm satt zu werden. Können Sie sich das vorstellen? Zum Vergleich: Ein Fastfood-Hamburger bringt es auf 255 Kalorien, ein Döner Kebab auf bis zu 700 Kalorien.

Was lernen wir daraus? Die Bewegungsverweigerer unter Ihnen ahnen vielleicht schon, worauf ich hinaus möchte. Eine effektive Fettverbrennung können Sie entweder durch Bewegung (also: satt oder hungrig) oder durch ausreichend, aber komplett uninteressantes Essen erreichen. Das macht das Leben allerdings deutlich weniger lustvoll.

Tag 5 – Mein dritter 1er

So schnell geht das! Heute ist bereits ihr fünfter Tag auf dem Weg in Ihr neues Leben! Sie waren richtig gut. Lassen Sie

nicht die Bequemlichkeit siegen, sondern glauben Sie weiter daran, dass Sie es schaffen können, 10in2 in Ihr Leben zu bringen. Ein Rezept Ihrer Wahl wird Ihnen den heutigen Tag bestimmt verschönern. Mahlzeit! Zusätzlich zeige ich Ihnen heute, was man unter einer bedürfnisgerechten Ernährung versteht.

Was ist bedürfnisgerechte Nahrung?

Mit dem 10in2-Power-Programm werden Sie die Erfahrungen machen, dass sich Ihr Essbedürfnis automatisch in eine gesündere Richtung entwickeln wird. Ihr Körper ist nämlich ein wahres Wunderding und kann sich schnell an ihm angenehme Situationen anpassen. Das ist auch der Grund, warum Sie Ihren Körper und seine Bedürfnisse nie mehr ignorieren sollten. Sie dürfen künftig darauf vertrauen, dass er Ihnen sagt, was er wirklich braucht und was nicht. Geben Sie ihm lediglich ein wenig Zeit, sich von all dem zu erholen, was Sie ihm unter Umständen in den letzten Jahren angetan haben.

Sollten Sie 10in2 mit einer Ernährungsumstellung oder einer bestimmten Diät kombinieren wollen, möchte ich Sie an dieser Stelle auf ein paar psychologische Tücken aufmerksam machen. Denn bedarfsgerechte Ernährung mit abgezählten Kohlenhydraten, Fetten und Eiweiß funktioniert nicht. Wir brauchen heute eine bedürfnisgerechte Ernährung, also eine Ernährung, die die individuellen Bedürfnisse deckt. Und die sind bei jedem bekanntlich anders. Von allen Verboten, die in Ernährungsdingen in den letzten

»**Verbote** sind streng verboten!«

Bernhard Ludwig

30 bis 40 Jahren ausgesprochen wurden, hat sich nur ein einziges Verbot als sinnvoll gehalten:

Lassen Sie mich hierzu ein wenig aus dem Nähkästchen plaudern: Mit einer Gruppe Übergewichtiger führte der Ernährungswissenschaftler Volker Pudel eine Studie mit Hilfe von Ess- und Trinkprotokollen durch. Wer zu viele Kilos auf die Waage bringt, ist normalerweise nicht an Ernährung interessiert. Er ist an Essen interessiert. Und das kann jeder von uns. Ihre Aufgabe war es nun, eine Woche lang alles zu essen und zu trinken, was sie wollten und das aufzuschreiben.

Natürlich waren auch Teilnehmer darunter, die für ihr Leben gerne Schokolade verputzten. Glauben Sie mir, dass diese am Ende der Woche Schokolade in ihr Essprotokoll schrieben, wenn sie zuvor die Erlaubnis bekommen hatten, alles essen zu dürfen, was sie wollen? Natürlich! Ihnen wurde ja nichts verboten. Das heißt: Nur das Nicht-Verbieten bringt uns auf den rechten Weg. Sobald Verbote ausgesprochen werden, beginnt die Schummelei. Das ist allzu menschlich.

Alles erlaubt!

Manche Ernährungsberaterinnen haben panische Angst davor, die Leute essen zu lassen, was sie wollen. Sie glauben, die Welt würde dann untergehen. Früher kannte man in der Ernährungstherapie das Prin-

zip der Gegenregulation nicht und verbot beispielsweise Übergewichtigen oder Risikopatienten Schokolade mit dem Argument, ansonsten nichts ändern zu müssen. Was ist passiert? Für die Patienten wurde die Schokolade zur neuen Todsünde.

Möglicherweise würden Sie es ja mit einem solchen Verbot drei Wochen lang schaffen, nicht einmal an einem Schokokeks zu schnuppern. Ihr Leben würde sich in dieser Zeit allerdings dramatisch verändern. Sie würden feststellen, dass die Marketingleute von Schokoladenherstellern dreimal öfter Werbung dafür als früher schalten würden. Und dann würden Sie aller Wahrscheinlichkeit jeden Eis- oder Schokoladen- oder Pralinenesser hassen, auch ein unschuldiges Kindlein, das an der Kasse gerade sein Leckerli auspackt. »Das Kind darf, und ich darf nicht!« Neid bekommt völlig neue Dimensionen!

Warum strenge Regeln nicht funktionieren

Strenge Regeln sind in Ernährungsdingen aus medizinischer Sicht wahrscheinlich vernünftig, aus psychologischer Sicht jedoch mit Sicherheit unbrauchbar. Ein kleiner Regelverstoß und Sie wissen: Der Plan ist gescheitert. Ich bin ein Versager. Jetzt ist es auch schon schnuppe. Und der Genuss kennt keine Grenzen … Vielleicht haben Sie dieses Phänomen bei dem Versuch, sich selbst strengstens Zigaretten,

70

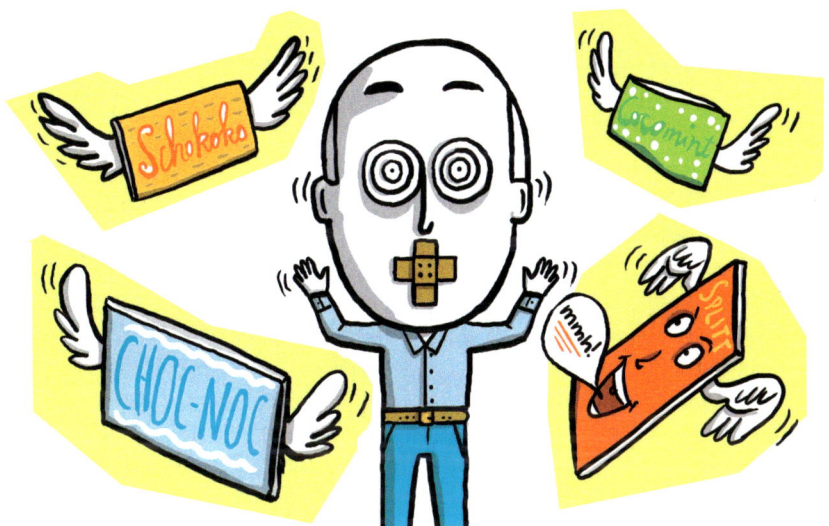

Alkohol oder Süßigkeiten zu verbieten, ebenfalls schon erlebt.

Manche Therapeuten haben zu diesem Thema einen noch tolleren Tipp auf Lager: »Wenn Sie Gewichtsprobleme haben, dann hören Sie doch einfach auf, Schokolade zu wollen! Am besten, Sie denken gar nicht mehr daran!«

Das ist ja die leichteste Übung überhaupt. Ganz einfach an etwas, was man haben will, nicht zu denken. Sie kennen möglicherweise andere kreative Gedankenspiele, wie: »Denken Sie jetzt nicht an ein gelbes Eichhörnchen. Oder einen rosa Wal.« Probieren Sie es. Reißen sie sich zusammen, denken Sie nicht daran! Kein gelbes Eichhörnchen und garantiert auch kein rosa Wal! Sie merken, es funktioniert nicht. Kann gar nicht.

Rigide (strenge) Kontrolle und bedarfsgerechte Ernährung funktionieren daher nicht. Was funktioniert ist flexible Kontrolle und bedürfnisgerechtes Essen (siehe Seite 69). Denn woran denken Sie den ganzen Tag, wenn Sie keine Schokolade essen dürfen? – Eben.

Tag 6 – Mein dritter 0er

Die erste Woche ist bald um und der heutige dritte Nicht-Esstag wird Ihnen bestimmt schon etwas leichter fallen. Übrigens: Falls Sie merken, dass Ihnen an Nicht-Ess-Tagen leichter kalt wird, trinken Sie einen heißen Tee oder ein anderes kalorienfreies heißes Getränk, das Ihnen schnell eine wohlige Wärme verschafft. Heute haben Sie durch das Nicht-Einkaufen, Nicht-Kochen und Nicht-Essen-Müssen wieder viel mehr Zeit. Daher beschäftigen wir uns nun mit dem Thema Alkohol am 0er.

Ein Gläschen in Ehren am 0er?

Die gute Nachricht vorab: Bestimmte alkoholische Getränke wie etwa Wein sind eines der wenigen, wissenschaftlich verbürgten Anti-Aging-Mittel. Weniger überraschend ist dabei wohl, dass es sich beim Genuss derselben um eine extreme Dosierungsfrage handelt, da mindestens fünf unserer Organe eher empfindlich auf Alkohol reagieren. Bedenken Sie, dass Wein, Bier & Co. nicht als Durstlöscher, sondern immer nur als Genussmittel dienen sollten. Und wenn Sie alkoholische Getränke nicht mögen, dann essen Sie einfach mehr Anti-Aging-Gemüse, -Obst und -Kräuter.

Bei einem Zuviel von Alkohol wird auf jeden Fall das Gehirn langsam aber stetig zerstört, – und Sie merken es noch nicht einmal. Trotzdem macht es sicher auf Dauer keinen Spaß.

Alkohol trägt außerdem dazu bei, Ihre Bauchspeicheldrüse und damit die Insulinproduktion zu verwirren. Auch der Darm wird in Mitleidenschaft gezogen. Bei Männern ab 50 führt zu viel Alkohol laut Studien zu einer erhöhten Wahrscheinlichkeit für Darmkrebs.

Die Leber bleibt zwar weitgehend schmerzfrei, auch wenn sie schon komplett beleidigt ist. Für rechtzeitigen Leberschutz empfiehlt es sich daher, dass Sie Ihre Leberwerte regelmäßig von Ihrem Hausarzt kontrollieren lassen. Das ist auch wichtig bei einem erhöhten Zuckerkonsum, den die Leber auf Dauer auch nicht mag.

Die Auswirkungen auf Herz und Sexualleben sind bekannt und auch eher weniger amüsant. Wenn Sie als Genießer also wissen möchten, wie viel Alkohol Sie am Nicht-Esstag zu sich nehmen können, dann ist meine Antwort so kurz wie einfach und unmissverständlich: Weniger!

Alles in Maßen

Ihr Körper gibt sich mit deutlich weniger Wein oder Bier zufrieden, wenn Sie den ganzen Tag nichts gegessen haben. Wenn Sie also abends das Bedürfnis verspüren in angenehmer Gesellschaft zum Glas zu greifen, dann empfehle ich Ihnen gefäßschützenden Rotwein und dazu ein Glas Wasser. Rotwein enthält reichlich Resveratrol. Dieser bioaktive Pflanzenschutzstoff hält Ihr Herz länger fit und hat – zumindest im Tierversuch – eine lebensverlängernde Wirkung gezeigt.

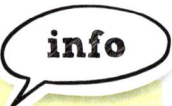

DIE WHO EMPFIEHLT

Wenn Sie Medikamente einnehmen, sollten Sie keinen Alkohol zu sich nehmen. Am besten fragen Sie Ihren Arzt. Befragt man die Weltgesundheitsorganisation (WHO) zum Thema Alkohol, muss man wissen, dass diese ihre Angaben zum unbedenklichen Alkoholkonsum über die Jahre sehr reduziert hat. Die WHO empfiehlt zumindest zwei alkoholfreie Tage in der Woche und als Obergrenze ¼ Wein pro Tag. Es gelten 1 Glas Bier oder 1½ Gläser Wein pro Tag bei einem Erwachsenen als unbedenklich, wobei man davon ausgehen kann, dass Frauen im Allgemeinen um die Hälfte weniger Alkohol vertragen als Männer.

> **»Gesundheitlich verträglicher Alkohol-konsum bedeutet, an gewissen Ritualen festzuhalten, wie beispielsweise nur zum Abendessen ein Glas Wein zu trinken.«**
>
> Prof. Dr. Michael-Otto Lesch

Weintrauben müssen sich im Reifeprozess gegen Hitze und Kälte wehren und somit reagieren Weine aus Regionen, in denen es tagsüber besonders heiß und nachts besonders kalt ist, auf diese Reize mit dem Schutzstoff Resveratrol, von dem Sie beim Genuss von Wein profitieren.

In Weißwein konnten Resveratrolwerte von eins bis drei Milligramm pro Liter nachgewiesen werden, in Rotwein zwanzig bis dreißig. Daher empfehle ich auch eher Rotwein, der auch einen geringeren Zuckergehalt als Weißwein hat.

Meine Empfehlungen

Eine einzige, unumstößliche Regel zum Thema Alkohol lautet: weniger!

- Alkohol ist nicht erforderlich, um Ihren 10in2-Lebensstil erfolgreich zu gestalten. Er ist lediglich erlaubt.
- Ihr Körper braucht am Nicht-Ess-Tag weniger Bier oder Wein für das gleiche Wohlgefühl.
- Werfen Sie einen Blick auf Ihre Trinkgewohnheiten, bevor Sie mit 10in2 anfangen und gewöhnen Sie sich daran, mehr Wasser zu sich zu nehmen. Wichtig bei einem regelmäßigeren Alkoholgenuss ist nicht, wie viel Sie vor 10in2 getrunken haben, sondern dass es ab nun weniger ist.

- Ein Tipp für Weinliebhaber: Je trockener ein Wein, desto weniger Zucker steckt darin und ist daher umso besser für Sie.
- Am besten Sie gewöhnen sich an, unabhängig vom 0er oder 1er, mehr Wasser zum Glas Wein oder Bier zu trinken. Ich empfehle mindestens gleich viel Wasser wie Alkohol. Idealerweise trinken Sie die doppelte Menge an Wasser. Oder Sie gewöhnen sich gleich das Wasserbier an: Hälfte Bier, Hälfte Mineralwasser.
- Trinken Sie Alkohol nie gegen den Durst. Greifen Sie zu Wasser!
- Wenn Ihnen das Wasser zu wässrig und zu fad ist, dann »würzen« Sie es mit ein paar Spritzern Zitronensaft oder ein paar Scheiben geschälter, frischer Ingwerwurzel. Das erfrischt, und dem Ingwer wird zudem eine entgiftende, reinigende Wirkung auf den Körper nachgesagt. Selbstverständlich können Sie auch zu Tees greifen. Für abends empfehlen sich beruhigende Kräutertees. Grüner Tee, den ich tagsüber gerne trinke (ein hervorragender Gesundheitshelfer übrigens!) und schwarzer Tee wirken anregend und sind abends weniger empfehlenswert.
- Trinken Sie nur die Menge an Alkohol, die ein wohliges Gefühl in Ihnen auslöst. Mehr wollen Sie ja garnicht.

Tag 7 – Mein vierter 1er

Wunderbar! Hätten Sie geglaubt, dass Ihre erste 10in2-Woche so schnell vorbeigeht? Es ist nun an der Zeit, Sie mit der Zauberformel für Ihre zukünftige Ernährungsweise, die gesund ist und zugleich richtig gut schmeckt, vertraut zu machen. Sind Sie bereit?

Flexible Kontrolle und bedürfnisgerechte Ernährung

Wenn jemand einen zu hohen Cholesterinwert hat, weil er beispielsweise 18 Eier pro Woche verputzt, habe ich früher die Eier verboten. Oder ich habe es toleranter formuliert: »Bitte nur ein bis zwei Eier pro Woche.« Wurde die Person schwach und aß in der Woche dann doch ein drittes Ei, setzte die sogenannte psychologische Gegenregulation ein: »Mein Programm hat versagt. Jetzt ist es auch schon schnurz.« und besorgte sich noch einen Karton Eier, um diesen stante pede zu verzehren.

Flexibel bedeutet »… bis zu …«

Innerhalb einer flexiblen Kontrolle über bestimmte Essverhalten und Gelüste empfiehlt man in Therapeutenkreisen heute »… bis zu …«. Man fragt den Patienten dann freundlich, ob er sich vorstellen kann, nächste Woche auch mit bis zu 15 Eiern Spaß zu haben und in der Woche darauf mit bis zu 12 Eiern, dann mit neun etc. Wenn der Mensch weniger als sieben Eier pro Woche nicht schafft, schimpft man ihn nicht und mahnt, dass er sich jetzt einmal gefälligst zusammenreißen soll, das kann doch nicht so schwer sein… Nein, man belässt es bei sieben Eiern und verordnet morgendliche Haferkleie zur Senkung des bösen LDL-Cholesterins.

Mit der flexiblen Kontrolle erzielt man bessere und nachhaltigere Erfolge als mit strenger (rigider) Kontrolle. Ein Nachteil der rigiden Kontrolle ist auch der Knick im Selbstwertgefühl beim Betroffenen. Der kommt zustande, wenn man nach drei Wochen Schokoladeabstinenz auf einen Schlag drei Tafeln verdrückt und sich dann vorwirft, ein disziplinloser Versager zu sein.

10in2 für bewusste Genießer

Grundsätzlich sieht das 10in2-Ernährungsprinzip vor, an den Ess-Tagen ganz einfach das zu essen, worauf Sie Lust haben. Als bewusster Genießer haben Sie möglicherweise diesbezüglich Bedenken. Das kann aber doch auf Dauer wirklich kaum gesund sein.

Wenn jemand jeden Esstag zum Beispiel mit drei Eiern und Speck beginnt, sich mittags einen Schweinsbraten mit Kraut und Knödel macht und sich danach noch eine Sachertorte mit Schlagobers (Schlagsahne) gönnt. Damit nicht genug lässt er den Abend gemütlich mit zwei Döner Kebabs und drei Flaschen Bier gegen den Durst ausklingen.

Da Obst und Gemüse mit dieser speziellen Mischkost nicht harmonieren, wird darauf grundsätzlich verzichtet. Natürlich kann es sein, dass solch ein eher einschieniges Ernährungsverhalten mit der Zeit der Gesundheit abträglich sein kann, auch wenn Sie jeweils den Tag darauf im Rahmen von 10in2 keine festen Speisen zu sich nehmen.

So essen Sie besser

Seit mittlerweile sechzig Jahren treiben uns die wechselnden Diätempfehlungen in den Diätwahnsinn und die programmierte Essstörung. Und nach all den teuren Forschungen und Studien sind sich heute die Expertinnen noch immer nicht darüber einig, wie die Ernährungspyramide nun wirklich ausschauen soll. Die Professoren streiten des Weiteren darüber herum, wo die gemeine Kartoffel in der Pyramide angesiedelt werden muss: Ganz unten, wonach man sie möglichst häufig essen sollte? Oder gehört sie doch in die Nähe des bösen Zuckers und ist eher zu vermeiden?

Dank der Wirkung von 10in2 ist es gleichgültig, an welcher Ernährungspyramide Sie sich nun orientieren. Die Kartoffel kann dabei unten oder oben auftauchen. Und trotzdem: Auch bei der Vielzahl an kursierenden Ernährungsrichtlinien lassen sich einige allgemeingültige Empfehlungen abgeben, welche als Grundprinzipien ihre Gültigkeit behalten werden.

Achten Sie auf die Kohlenhydrate

Je schneller der Blutzuckerspiegel nach einer Mahlzeit ansteigt, desto eher droht anschließend der Heißhunger. Das ist insbesondere der Fall beim Verzehr von kohlenhydrathaltigen Mahlzeiten (z. B. Brot, Nudeln, Schokolade, Obst, Limo). Die für den Blutzucker angenehmsten Kohlenhydrate sind die »langsamen«. Wenn Sie sich bei der Auswahl nach dem glykämischen Index (Glyx) orientieren und hier auf die Nahrungsmittel konzentrieren, die einen niedrigen Glyx haben, sind Sie auf der besseren Seite.

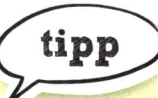

WENIGER IST MEHR

Grundsätzlich ist es Ihrer Gesundheit sicher zuträglich, den Fettanteil Ihrer Ernährung auf etwa 30 Prozent der täglichen Gesamtkalorien zu reduzieren. Kleiner Tipp: Geben Sie pflanzlichen statt tierischen Fetten den Vorzug. Das ist gut für Ihre schlanke Linie und gesunde Gefäße.

Denn der Glykämische Index ist ein Maß zur Bestimmung der Wirkung eines kohlenhydrathaltigen Lebensmittels auf den Blutzuckerspiegel. Je höher der Wert ist, desto schneller steigt der Blutzuckerspiegel an.

Langsame Kohlenhydrate mit einem niedrigen Glyx (z. B. Vollkornprodukte oder Gemüse) gelangen langsamer in die Blutbahn. Der Blutzucker schießt nicht so schnell nach oben. Infolgedessen ist die Insulinausschüttung auch moderater und der Hunger kommt nicht so schnell.

10in2 bietet Ihnen überdies einen bedürfnisgerechten Lebensstil, da Sie an den Ess-Tagen essen können, was Sie wollen und was Ihnen wirklich schmeckt. Dabei werden Sie die schöne Erfahrung machen, dass der Körper durch die regelmäßigen Fastenpausen zunehmend nach einer gesunden und naturgemäßen Ernährungsform verlangt. Hören und vertrauen Sie auf Ihren Körper, wenn er Ihnen zu verstehen gibt, was er braucht und was nicht.

**AUF DAS HUNGER-
GEFÜHL ACHTEN**

An Ess-Tagen ist es wichtig, nur
zu essen, wenn Sie hungrig sind
und nur so viel, bis Sie angenehm
satt sind. Manchmal kann sich zu
Beginn des Programms das Gefühl
einschleichen, am Esstag abends
vorbeugend seine Reserven für den
anstehenden Nicht-Esstag auffüllen zu wollen. Das rührt meist aus
der Sorge, am nächsten Tag nicht
durchhalten zu können. Sie werden
merken, dass dieses Bedürfnis
schnell nachlassen wird. Denn
Fasten gehört zu Ihrem biologischen Programm. Und das steckt
in Ihren Genen.

Tag 8 – Mein vierter 0er

Vielleicht hatten Sie in dieser ersten Woche den einen oder anderen inneren Widerstand oder inneren Schweinehund zu
überwinden. Das ist normal und allzu
menschlich, denn wir sind nun mal eher
bequem und auf Sparsamkeit in Sachen
Fettreserven ausgerichtet.

Ausgetrickst: Der innere Schweinehund

Jetzt geht es Ihnen damit sicher schon ein
ganzes Stück besser und Sie haben nicht
mehr das Gefühl, sich am Nicht-Esstag

zum Fasten überwinden zu müssen. Auch
körperliche Symptome wie das Kaltwerden
der Gliedmaßen, der grummelnde Magen
oder Kopfschmerzen tauchen immer weniger oder in deutlich abgeschwächter
Form auf. Sicherlich können Sie sich nun
bereits besser überwinden zum Nicht-
Essen und Wasser trinken, als Sie sich das
anfänglich erwartet haben, oder?

Die Vorstellung, einen Tag nichts zu
essen, halten Sie nicht mehr für ein un-
heimliches Experiment mit unübersehba-
ren Folgen. Und auch wenn es manchmal
etwas mehr Disziplin abverlangt, einen 0er
von früh morgens bis abends einzuhalten,
so beginnen Sie schon recht deutlich zu
spüren, dass Ihnen Ihr neuer Lebensstil
gut tut. Und wissen Sie was?

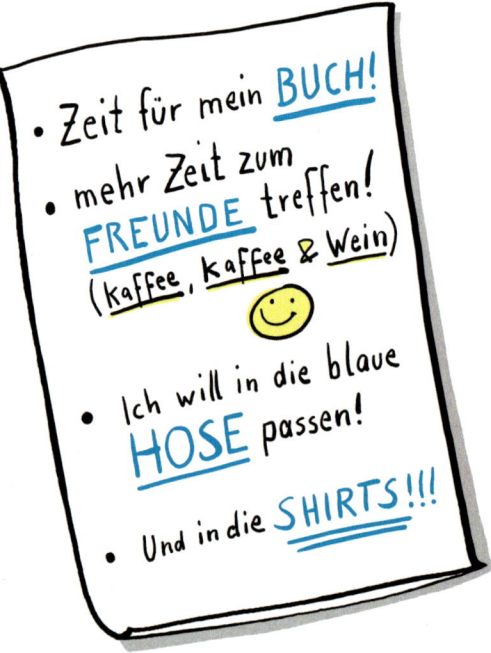

Sie sind nicht mehr willenlos Ihren Gelüsten ausgesetzt oder essen, weil Ihnen langweilig oder die Laune gerade im Keller ist. Stattdessen haben Sie sich daran gewöhnt, dass in diesen Fällen auch eine Kanne heißer Tee äußerst wohltuend sein kann. Und Sie müssen sich nicht auch noch mit einem schlechten Gewissen herumärgern, weil Sie aus Frust eine Tafel Schokolade, einen Becher Eiscreme, eine Tüte Chips oder ähnliche Seelentröster mit pfundigem Potenzial verzehrt haben. Sie haben Ihr Leben irgendwie wieder besser im Griff.

Noch mehr Durchhaltetipps

An den Nicht-Ess-Tagen lauern gerade in der ersten Zeit immer irgendwelche Verlockungen. So können Sie Ihnen elegant aus dem Weg gehen:

- Schreiben Sie an jedem Nicht-Esstag auf, was Sie mit dem Fasten erreichen möchten: freie Zeit für einen Spaziergang oder Yoga, ein besseres Körpergefühl, einen Tag nicht einkaufen müssen, bald wieder in Kleidergröße XY passen. Hängen Sie den Zettel an den Spiegel im Bad oder an den Kühlschrank. Je persönlicher Ihre Vorsätze, desto motivierender sind sie.
- Gegen Magenbeschwerden, die sich nach einem Esstag durchaus einstellen können (je nachdem, was Sie gegessen haben) hilft Folgendes: Bei Blähungen ist ein Tee mit Anis, Kümmel und Fenchel angenehm, am besten in Kombination mit einer Wärmflasche. Auch ein Esslöffel Heilerde wirkt magenberuhigend.
- Wenn der Hunger kommt, trinken Sie oder werden Sie aktiv. Denken Sie daran, dass Ihr Nicht-Esstag heute Abend beendet ist und Sie morgen wieder essen dürfen, was Sie wollen.
- Denken Sie daran: Konsequent einen Tag nicht zu essen ist viel leichter als wenn Sie einen Bissen von irgendetwas gegen den Heißhunger zu sich nehmen. So springt die Insulinproduktion wieder an und der Hunger wird stärker als zuvor.
- Nutzen Sie Ihre freie Zeit: Heute können Sie endlich einmal ein Endlostelefonat mit Ihrer besten Freundin führen, den Roman anfangen, der schon seit ewigen Zeiten auf Ihrem Nachtisch liegt, ein Bild malen, den alten Schrank grün streichen … alles was Spaß macht.
- Belohnen Sie sich: Nach der ersten erfolgreichen Woche sollten Sie unbedingt eine Belohnung einplanen. Wie wäre es mit den Schuhen, die Sie neulich gesehen haben. Oder Sie gehen mit einem netten Menschen in ein Konzert oder ein Kabarett. Das soll ganz unterhaltsam sein …

ALLES IST ERLAUBT

Und wenn es doch passiert, dass Sie am 0er irgendetwas essen müssen, weil Sie das Gefühl haben, das muss einfach sein, dann machen Sie sich kein schlechtes Gewissen. Genießen Sie das, was Sie essen und trinken Sie viel Wasser dazu. Machen Sie ansonsten weiter wie auf den nächsten Seiten beschrieben. Sie schaffen das!

Tag 9 – Mein fünfter 1er

Merken Sie bereits, dass Sie sich zunehmend an den neuen Ess- und Nicht-Ess-Rhythmus gewöhnen? Auch wenn Sie sich zwischendurch wahrscheinlich immer mal wieder überwinden müssen, um Ihre essfreien Tage einzuhalten oder auch, um an den Ess-Tagen nicht mehr zu essen als früher. Sie werden sehen, dass Ihr neuer Lebensstil aus bewussten Nicht-Essen und bewusstem Essen sich merklich auszahlt! Sie können wirklich stolz auf sich sein. Und: In Kürze wird Ihnen das Wechseln zwischen Fasten und Essen nicht mehr allzu schwer fallen.

Ihr Gehirn hat dann die neue Gewohnheit akzeptiert, die Bauarbeiten am letzten Autobahnabschnitt sind endlich abgeschlossen, und es kommt zu keinen Staumeldungen mehr. Am heutigen fünften 1er möchte ich Sie gerne mit einer Frage und auch gleich der Antwort darauf vertraut machen. Vielleicht haben Sie sich an Ihren ersten Ess-Tagen auch schon gelegentlich gestellt. Sie lautet:

Wie oft soll ich an den Ess-Tagen essen?

Diese durchaus berechtigte Frage ist eine, an der sich seit Jahren die Geister scheiden und über die Ärzte, Ernährungstherapeuten und Diätassistentinnen herumstreiten, als ob es kein Morgen gäbe.

Prinzipiell würde ich ja meinen, dass jeder Mensch anders tickt. Jeder hat einen anderen Lebenswandel, andere Gene, andere Vorlieben und Abneigungen. Demnach sollte man sich bei dieser Frage am besten nicht auf irgendwelche Ernährungsexperten verlassen, sondern vielmehr auf sein eigenes Gehirn und den eigenen Körper, der sehr gut weiß, was er braucht und was nicht oder was ihm bekommt und was nicht.

Lernen, was man braucht

Viele Menschen, die 10in2 schon seit geraumer Zeit praktizieren, bestätigen nach über einem Jahr der Umstellung auf das Programm, dass Ihr Körper Ihnen immer wieder ganz genau gesagt hat, was er braucht. Sie mussten lediglich lernen, ihn nicht zu überhören und ihn zu verstehen. Auch Sie werden sich ganz automatisch auf ein besseres Leben mit geänderten Ernährungsgewohnheiten und mehr Aktivität im Alltag einstellen. Denn das ist ein ganz natürlicher Drang, der in unserem biologischen Programm fest verankert ist – und das seit Urzeiten. Und dieses macht sich bemerkbar, sobald Sie erst einmal begonnen haben, wieder gut auf sich und Ihre tatsächlichen Bedürfnisse zu achten.

Wichtig: Fastenbrechen

Das Wichtigste am Ess-Tag ist jedenfalls, dass Sie durch Beendigung der Nahrungspause das Fasten brechen. Und wie Sie bereits wissen: Am Ess-Tag darf auf keinen Fall gehungert oder Askese geübt werden. Sie sollen essen, bis sie angenehm satt sind. Ob Sie das Fasten am Ess-Tag dazu ein-, zwei-, drei-, fünf- oder siebenmal brechen, ist ganz allein Ihnen und Ihrem Hunger sowie Ihren sonstigen Bedürfnissen an diesem Tag überlassen.

Ich verstehe beispielsweise die Ärzte und Diätassistenten, die raten, dass man fünfmal am Tag essen sollte. Dann nimmt man mehrere und dafür kleinere Mahlzeiten zu sich. Was das mit Ihrem Insulinspiegel und Ihren Hungergefühlen macht, das ist das eine. Was Sie so auf jeden Fall vermeiden ist, den ganzen Tag nichts zu essen und dann die gesamte Energiezufuhr mit dem Abendessen zu erledigen. Das ist insofern äußerst ungünstig, als es Ihnen nach einer üppigen abendlichen Mahlzeit schwerer als sonst fallen dürfte, am nächsten Tag nichts zu essen. Denn die Erfahrung zeigt: Je mehr Sie abends essen, desto hungriger sind Sie am nächsten Morgen.

Der richtige Rhythmus

Daher predigt man auch schon seit ewigen Zeiten, dass das Frühstück die wichtigste Mahlzeit ist. Sie wissen schon: Frühstücken wie ein Kaiser, mittags essen wie ein König und abends wie ein Bettelmann.

Einigen wir uns doch für diese Umstellungszeit bitte auf Folgendes, bis Ihr Körper so weit ist, dass er Ihnen selber sagen kann, was für ihn die richtige Anzahl von Mahlzeiten ist: Essen Sie mindestens zwei Mahlzeiten am Tag, wobei das Frühstück die wichtigste Mahlzeit sein sollte. So starten Sie gut versorgt in Ihren Ess-Tag.

Abends weniger essen

Und behalten Sie im Hinterkopf, dass am Abend nicht nur Sie nach einem anstrengenden Arbeitstag erlahmen, sondern auch Ihr Sättigungsgefühl. Das führt dazu, dass Sie mehr essen als Sie brauchen. Wenn Sie Ihr Nachtmahl nun zusätzlich mit Alkohol anreichern, dann verlieren Sie tatsächlich schnell den Überblick darüber, welche Mengen Ihr Körper einfordert. Es empfiehlt sich daher darauf zu achten, dass das Abendessen keinesfalls die größte Mahlzeit des Tages ist.

Das Elementarerlebnis

Beobachten Sie, wie sich Ihr Hungergefühl im Lauf der Zeit ändert oder sich tatsächlich wieder einstellt. Oft isst man ja auch nur aus Appetit oder weil einem langweilig ist. Wenn Sie nun einen Nicht-Ess-Tag erleben, an dem Sie verführt sind, am liebsten den ganzen Tag irgend etwas zu essen – das kommt vor – und Sie halten trotzdem durch. Dann achten Sie einmal am nächsten Morgen auf Ihr Hungergefühl.

Aus reinem Appetit zu essen, ist ja meist an Feiertagen der Fall, besonders gern in der Weihnachtszeit. Sie erinnern sich vielleicht an Ihre Zeit vor 10in2: Am ersten Weihnachtstag stellen sich meist Völlegefühle ein, dank der vorhergehenden

> »Man wird **nicht dick** zwischen Weihnachten und Silvester, sondern zwischen Silvester und Weihnachten.«
>
> Bernhard Ludwig

Mast mit Plätzchen, der obligatorischen Weihnachtsgans, den Würsteln oder dem fetten Karpfen.

Und obwohl Sie vielleicht abends ordentlich getafelt haben, wachen Sie am nächsten Tag nicht satt, sondern hungrig auf. Das liegt daran, dass Sie durch das Überessen am Abend dafür gesorgt haben, dass sich Ihr Magen ausdehnt. Er braucht also wieder Füllung, um ein Sättigungsgefühl zu empfinden.

Wenn Sie es also schaffen, an den Ess-Tagen abends nicht unbedingt Ihre Hauptmahlzeit des Tages einzunehmen, dann werden auch Ihre essfreien Tage im Lauf der Zeit immer leichter.

Tag 10 – Mein fünfter 0er

Heute ist bereits der fünfte Tag innerhalb des 10in2-Programms, an dem Sie nichts essen. Ich gratuliere! Sie sind mit der Umstellung Ihrer Ess-Gewohnheiten nun bereits zur Hälfte fertig. Langsam wird das Prozedere zum Selbstläufer. Da Sie heute wieder über viel freie Zeit verfügen, die Sie nicht mit Essen zubringen müssen, gebe ich Ihnen heute ein paar Tipps zum Thema Bewegung mit in Ihren essfreien Tag. Denn: Bewegung muss nicht immer gleich in Sport ausarten.

Lustvoll leben am 0er

Nun, werden Sie sich vielleicht denken, das hat man ja alles schon gehört. Jetzt erfahre ich wahrscheinlich etwas über die Vorzüge des Treppensteigens, anstrengende Haushaltstätigkeiten oder den Fettverbrennungseffekt beim Autowaschen. Nein, wir wenden uns einem weiteren meiner Lieblingsthemen zu, mit denen ich mich in meinen Seminarkabarett-Vorstellungen beschäftige: einem erfüllten Sexualleben. Dieses ist ja nicht nur ein wesentlicher Faktor für ein lustvolles Leben und damit die perfekte Burn-out- und Stressprophylaxe. Es ist auch ungemein hilfreich zur Beziehungspflege und hebt – meistens jedenfalls und zum richtigen Zeitpunkt – außerordentlich die Stimmung.

Sich regen bringt Segen

Und darum geht es hier: Sex ist selbstverständlich während des gesamten 10in2-Programms, also auch an Ihren Ess-Tagen, erlaubt. Das Problem: An den 1ern hat man naturgemäß schon wieder weniger Zeit, weil man ja unter anderem mit Essen beschäftigt ist. Und oft gibt es gewisse Erwartungsunterschiede in Sachen Sex. Der eine würde sich nach einem anstrengen Tag gerne entspannen und zu dem Zweck zwei bis drei Minuten lang über seine Liebste herfallen. Die andere hätte gerne dazu etwas mehr Zeit zur Verfügung, auch müssen Stimmung und Atmosphäre passen und einfach so mal schnell, das ging vielleicht früher mal, aber nach einer gewissen gemeinsam verbrachten Zeitspanne gar nicht. Außerdem sind die Kinder noch nicht im Bett, und sie hätte gerne vorher noch eine entspannende Rücken- und/oder Fußmassage, nicht zu vergessen die Kerzen, die gedämpfte Musik und ein Glas Champagner und, und, und …

Sie sehen das Dilemma. Vielleicht kommt es Ihnen sogar bekannt vor.

Und wenn dann der eine oder die andere versucht, sich mit ihren Vorstellungen durchzusetzen, dann ist der nächste Krach gleich vorprogrammiert. Und das war es dann auch mit dem Sex.

Sex am Nicht-Ess-Tag

Eine Lösung ist natürlich immer, über seine Bedürfnisse zu reden. Das ist für ein gelungenes Sexleben unglaublich von Vorteil. Ebenso wie das richtige Timing: Wann will wer von beiden? Das ist unter der Woche erfahrungsgemäß schwierig, wenn jeder seinen Alltagsstress bewältigen muss und abends völlig erschlagen ist (oder man wie gesagt unterschiedliche Vorstellungen von Stressabbau hat). Interessanterweise kristallisieren sich aus solchen Alltagsgewohnheiten bestimmte Rituale heraus, was in Sachen Sex bedeuten kann: Samstagabend, wenn die Kinder im Bett sind und nach dem Duschen.

Spätestens am vierten so verbrachten Samstag stellt sich ein Paar dann durchaus zu Recht die Frage, ob an diesem Abend jetzt wirklich beide Lust aufeinander haben oder ob man sich nur deshalb gemeinsam im Bett gesellt, weil es Samstagabend ist, die Kinder im Bett sind und man gerade geduscht hat. Mit lustvoller Spontaneität hat das wenig bis nichts zu tun und irgendwann lässt es besagtes Paar dann ganz. So bildet sich mit der Zeit eine Schar Lustloser, von denen wir Sexualtherapeuten ganz gut leben können.

Mein Tipp lautet daher: Wenn Sie Sex haben wollen, lassen Sie die Ess-Tage lieber aus – schon allein aus Zeitgründen und freuen Sie sich auf Ihr Extra-Bewegungs-

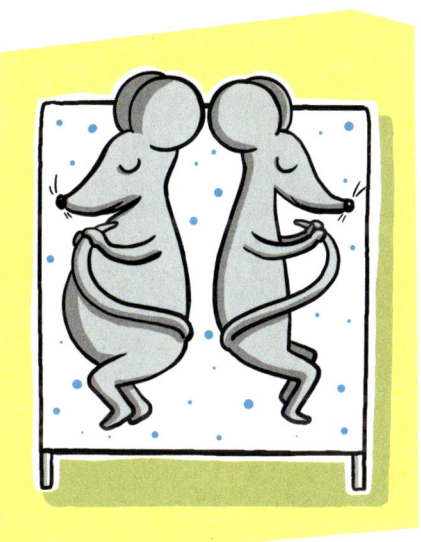

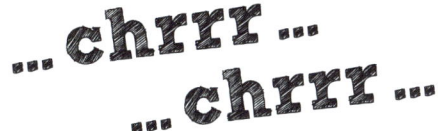

programm an Ihren Nicht-Ess-Tagen. An diesen Tagen sind Sie energiegeladen und haben Lust und Energie für die schönste Sache der Welt. Und Sie haben tatsächlich Zeit: Also her mit Kerzen und Champagner (und ein Glas Wasser).

Tag 11 – Mein sechster 1er

Nachdem wir uns bereits gestern mit einer Variante zum Thema Bewegung beschäftigt haben, widmen wir doch auch gleich den sechsten Ess-Tag dem Thema, wie Sie mehr Bewegung in Ihren Alltag schwindeln. Denn körperliche Aktivität darf natürlich auch am 1er sein!

Bewegter Alltag

Eine gesteigerte Alltagsaktivität ist ein wesentlicher Aspekt für den Erfolg der 10in2-Anti-Aging- und Gesundheitsstrategie. Oft wird Bewegung im Alltag unterschätzt, da es sich dabei nicht um Sport im üblichen Sinne handelt. Dabei kommt im Lauf eines Tages einiges zusammen, wenn man seine Sitz-, Steh- und Liegeeinheiten durch Gehen, Laufen, Tragen, Treppensteigen, Putzen, Gartenarbeit und so fort unterbricht.

Das ist umso wichtiger, je älter man wird. Hormonell bedingt, baut der menschliche Körper im Laufe der Jahre Muskulatur ab. Diesen Prozess kann man individuell beschleunigen entweder durch ständige Diäten oder zu wenig Bewegung.

ES IST NIE ZU SPÄT

Wenn Muskeln schwinden, steht dem Gewebe weniger Energie zur Verfügung. Mit den Jahren nimmt die Leistung der Mitochondrien, der Zellkraftwerke, ab. In einem Versuch konnten US-Wissenschaftler des University Medical Center in Hamilton, Ontario zeigen, dass dieser Verlust sich auch im Alter noch umkehren lässt. Nach einem halben Jahr Fitnesstraining hatte sich die Mitochondrienleistung von Senioren dem Niveau von Mittzwanzigern angeglichen.

Dazu gibt es eine recht makabre Geschichte: Ein Hausbesitzer fragt: »Wie bekomme ich die 85-jährige Frau Meier im letzten Stock aus dem Haus? Ich möchte gerne ein jung-dynamisches Doppelverdienerpaar ohne Kinder darin haben, die die doppelte Miete zahlen.« Antwort: »Indem Sie einen Lift einbauen.« Wie darf man das verstehen? Der Wegfall einer Alltagsaktivität – wie Stiegen- bzw. Treppensteigen – führt bei älteren Menschen beschleunigt zum Verlust der Muskelmasse. So steigt zum einen das Verletzungsrisiko, und Herz und Kreislauf werden zum anderen durch das mangelnde Training stärker belastet.

Welche Sportart ist gesund?

Nun möchten Sie sicher wissen, welche Sportart am besten geeignet ist, um die positiven 10in2-Effekte noch zu unterstützen. Glücklicherweise gibt es dazu die Wissenschaften. Um zu untersuchen, welche Art von Sport wirklich gesundheitsförderlich ist, wurde an der Johns Hopkins University in Baltimore (Maryland) eine aufsehenerregende Studie durchgeführt. Sie sollte zeigen, ob die gesteigerte Durchblutung des Gehirns beim Joggen zur Weiterentwicklung der Intelligenzleistung beitragen könnte. Über 1 000 Teilnehmer führten dazu Lauf-Tagebücher. Alle zwei Monate wurden mit ihnen dann noch unter Zeitdruck Intelligenztests durchgeführt. Die Annahme lautete dabei, dass sich Auffassungsgabe und andere geistige Aspekte verbessern müssten, je mehr die Leute laufen.

Nach den ersten Ergebnissen war man dann ein bisschen enttäuscht und vermutete, dass zwei Monate für eine nachweisliche Verbesserung der Gehirnleistung einfach zu kurz waren. Nach vier Monaten schaltete sich schließlich besorgt die Ethikkommission ein. Der Ausschuss verlangte, die Testgruppe umgehend darüber zu informieren, dass es tatsächlich einen Zusammenhang zwischen der Anzahl der gelaufenen Stunden pro Woche und der Intelligenzentwicklung gäbe. Nur leider in die verkehrte Richtung. Je mehr die Teilnehmer liefen, desto mehr schränkten sich ihre geistigen Kapazitäten ein.

Falls Sie sich als bekennender Nicht-Sportler darüber amüsieren sollten, so freut mich das. Nur ist die Studie leider frei erfunden.

Jede Bewegung tut gut!

Warum ich das erwähne. Es ist mir unverständlich, dass wir wissenschaftliche Belege dafür brauchen, dass wir uns mehr bewegen sollten. Das Märchen von der Johns-Hopkins-Studie wurde übrigens einst von Neil Postman, einem bekannten US-amerikanischen Medien- und Wissenschaftskritiker in die Welt gesetzt. Er wollte damit etwas ganz anderes testen: Die Abhängigkeit des Menschen vom Wissenschaftsglauben und daraus folgend das Verschwinden des gesunden Menschenverstandes.

Es braucht nur eine berühmte Universität, 1000 Versuchspersonen und das Wörtchen signifikant. Und schon kann man den größten Blödsinn in die Welt setzen.

Auf den Körper hören

Postman führte seinen Test bei einer wissenschaftlich katastrophal schlecht untersuchten Gruppe durch. Und zwar bei Uni-

versitätsprofessoren. Dazu setzte er sich in ein Uni-Café und fragte einen nach dem anderen, ob er in der Tagesausgabe der New York Times schon von dieser Studie über die 1000 Jogger gelesen hätte. Postman erzählte gleich noch eine zweite Geschichte: Es gäbe eine neue Abmagerungskur, bei der man umso mehr abnähme, je mehr man äße.

Wie, glauben Sie, haben die Professoren auf diesen Schwachsinn reagiert? Abgesehen davon, dass sie im Kaffee herumrührten, sagten sie: »Ja, davon habe ich schon gehört.« Offensichtlich ist es peinlich, wenn man etwas Neues noch nicht weiß. Vor allem als Professor – und ich weiß, wovon ich rede. Übrigens war die zweithäufigste Reaktion: »Das habe ich mir immer schon gedacht.«

Was sagt uns das also? ==Hören Sie auf Ihren Körper.== Er sagt Ihnen, was ihm gut tut und was er in Sachen Bewegung braucht. Meine Empfehlung: Erarbeiten Sie sich in persönlichen Verhaltensexperimenten Ihr individuelles Bewegungsprogramm, das Ihnen Spass macht! Tanzen, Wandern, schnell Spazierengehen, Laufen, Seilspringen …

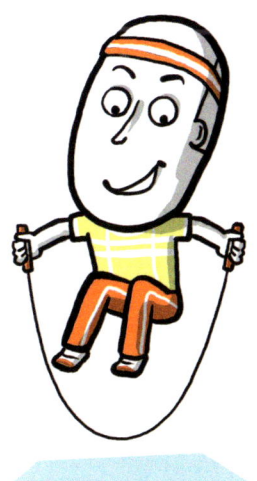

BEWEGUNG IN DEN ALLTAG SCHWINDELN!

Das funktioniert ganz einfach und mit winzigen Aktivitätseinheiten, die alle jedoch äußerst effektiv sind!

- **Vor dem Aufstehen:** Bevor Sie morgens aus dem Bett springen, nutzen Sie die Rückenlage für ein paar Schulterbrücken oder Sit-ups.
- **Beim Zähneputzen:** Die Morgentoilette bietet sich hervorragend für Kniebeugen an. Aber immer schööön langsam bitte.
- **Beim Kaffeekochen:** Während Sie darauf warten, dass Ihr Kaffee durch die Maschine läuft, bleibt viel Zeit für diverse Dehnübungen.
- **Beim Anziehen:** Vor allem für die Damenwelt sehr effizient: Für jedes Kleidungsstück, das Sie aus dem Schrank nehmen (oder das Sie wieder zurückhängen und ein anderes aussuchen), machen Sie einen Liegestütz. Sie werden so täglich fitter (oder verringern Ihre morgendliche Unentschlossenheit).
- **Im Stiegenhaus:** Vermeiden Sie den Lift und lernen Sie die Stiegenhäuser sämtlicher Gebäude kennen, die Sie den ganzen Tag über so besuchen. Tipp: Suchen Sie sich einen Job in einem Hochhaus!
- **Beim Busfahren:** Gewöhnen Sie sich an, ein paar Stationen früher auszusteigen und zu Fuß zu gehen.
- **Beim Telefonieren:** Stehen Sie jedes Mal von Ihrem Stuhl auf, wenn das Telefon läutet (besonders effektiv, wenn Sie in einem Callcenter oder Büro arbeiten!).
- **Nach oder statt dem Mittagessen:** Es gibt nichts Herrlicheres als einen (Verdauungs-)Spaziergang. Zusatznutzen: In den Sommermonaten bekommen Sie bei dieser Gelegenheit auch gleich ein paar Sonnenstrahlen ab und verbessern so Ihre Laune!
- **Auf der Couch:** Couch-Potatoes und TV-Junkies gewöhnen sich an, jedes Mal dreimal aufzustehen, wenn Sie herumzappen. Noch besser: Im Stehen fernsehen!
- **Auch sehr lustig:** Machen Sie einen Sport daraus, bei jeder sich bietenden Gelegenheit unbemerkt (!) auf nur einem Bein zu stehen.
- **Entscheiden Sie sich außerdem für Sportarten, die zu Ihnen passen** und die Ihnen Spaß machen. Je nach Ausgangsgewicht berücksichtigen Sie bei der Auswahl Ihrer zukünftigen Lieblingssportart, ob Sie sie Ihren Gelenken »zumuten« dürfen. Falls Gelenkschonung angesagt ist, probieren Sie es beispielsweise mit Schwimmen, Skilanglauf, Fahrradfahren, Walking oder Aquajogging. Und freuen Sie sich jetzt schon darauf, wenn Sie sich in absehbarer Zeit den wirklich spannenden Sportarten widmen dürfen!

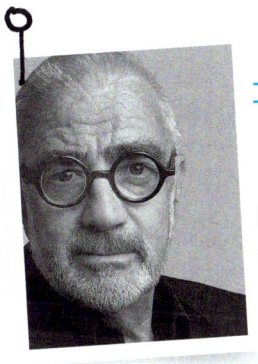

Auf den Bewegungs-apparat kommt es an

Werner Kieser (M.A.),
Schweizer Unternehmer, Philosoph und Begründer
der Franchise-Fitness-Kette »Kieser Training«

In unsere Institute kommen viele Menschen, die abnehmen wollen oder abgenommen haben und entdecken, dass sie kraftlos geworden sind. Das liegt daran dass man mit den meisten Diäten nicht nur Gewicht, sondern auch Muskelmasse verliert. Bei im Rahmen einer Diät 10 abgenommenen Kilogramm kann man davon ausgehen, dass davon 7 Kilogramm Muskeln waren. Natürlich schaut man da nachher dann schlimmer aus als zuvor und fühlt sich schwächer.

Idealerweise kombiniert man einer Gewichtsreduktion immer mit einem Training. Denn dann baut der Körper Fett ab und nicht Muskeln, da diese ja durch das Training gebraucht werden. Motivierend hierbei ist sicher, wenn man die Einsicht in die Notwendigkeit eines Trainings erlangt.

Dazu muss man die physiologischen Zusammenhänge verstehen in dem Sinne, dass unser Bewegungsapparat das Wesentliche ist und dass unsere inneren Organe nur als Diener des Bewegungsapparates fungieren. Wird der Bewegungsapparat nicht Tag für Tag ausreichend belastet, treten die inneren Organe auf den Plan, indem Sie nicht mehr richtig funktionieren oder sich Störungen einschleichen, und der Mensch wird krank. Und das gilt es natürlich zu vermeiden.

Wenn ich das 10in2-Modell betrachte, so ist es dabei natürlich richtig und wichtig, dass in den Phasen des Fastens auch die Verdauung zur Ruhe kommt und so entlastet wird. Es ist sicher sinnvoll, die Ess- und Nicht-Ess-Tage in der dargestellten Weise zu verteilen, denn in der Geschichte der Menschheitsentwicklung hat der Urmensch sehr viel längere Phasen ohne regelmäßige Nahrungszufuhr aushalten müssen. Er war darauf angewiesen, so zu funktionieren, dass er auch längere Hungerperioden überleben konnte. Wenn wir moderne Menschen, die dieses biologische Programm nach wie vor in uns tragen, aber permanent Nahrung zuführen, dann haben unsere inneren Organe und unser Darm nie Ruhe. Deshalb gefällt mir das Konzept von 10in2 in Kombination mit einem regelmäßigen Bewegungstraining sehr gut.

Tag 12 – Mein sechster 0er

Wunderbar, heute gewinnen Sie wieder viel Zeit dazu, da heute ein essfreier Tag ist. Nach bald zwei Wochen haben Sie mittlerweile sicher einen guten Rhythmus gefunden und benötigen weniger Überwindung, den Nicht-Ess-Tag auch tatsächlich essfrei zu verbringen, nicht wahr?

Heute stelle ich Ihnen eines meiner Lieblingsrituale an den 0ern vor. Das Yoga-Üben habe ich von meinem Vater, einem Arzt und überzeugten Yoga- (und Fasten-)Anhänger, übernommen. Es hilft mir, an den Fastentagen mit einer guten Energie in und durch den Tag zu kommen.

Und so geht's:

1 Stellen Sie sich aufrecht hin. Die Füße stehen etwas auseinander. Legen Sie die Handflächen wie zum Gebet vor die Brust. Dann führen Sie Ihre Arme in einem weiten Bogen über die Seiten nach oben, so dass Sie die Hände wieder schließen und Sie wie eine Kerze dastehen.

2 Dann gehen Sie ein wenig in die Knie und winkeln die Arme leicht an. Dabei schauen Sie in Ihre offenen Handflächen wie in ein Buch.

3 Legen Sie dann Ihren Oberkörper auf den Oberschenkeln ab wie bei einer Rumpfbeuge und berühren Sie mit den Fingerspitzen den Boden.
Dann strecken Sie den Kopf nach vorne und heben den Brustkorb. Der Nacken ist dabei ganz lang.

4 Und Sie gehen wieder in die Rumpfbeuge wie vorhin. Stellen Sie jetzt die Fingerkuppen neben den Füßen auf und machen Sie mit dem rechten Bein einen großen Schritt nach hinten und stellen den Fuß mit den Zehen auf. Heben Sie den Brustkorb und schauen Sie nach vorne.

5 Jetzt stellen Sie auch den linken Fuß nach hinten. Heben Sie den Brustkorb. Dann schieben Sie sich kräftig nach hinten und nach oben. Ihre Ohren befinden sich dabei an Ihren Oberarmen.

6 Beugen Sie die Beine und bringen Sie Ihre Knie auf den Boden. Das Gesäß sinkt dabei auf Ihre Fersen und die Stirn sinkt auf den Boden. Heben Sie den Brustkorb und strecken Sie den Kopf nach vorne und sinken Sie dann wieder auf den Boden.

7 Schieben Sie sich in den Vierfüßlerstand und wieder kräftig nach hinten und oben. Schwingen Sie dann kräftig Ihren rechten Fuß zwischen Ihren gestreckten Armen nach vorne und heben Sie Brustkorb und Kopf. Stellen Sie den linken neben den rechten Fuß und kommen Sie in eine vorgebeugte Stellung mit angewinkelten Beinen. Kommen Sie dann in eine aufrechte Hocke.

8 Führen Sie nun die Arme nach vorne und nach oben und richten sich dabei langsam auf, bis Sie wieder die Position einer Kerze haben. Lassen Sie die Arme über die Seiten sinken und falten Sie wieder die Hände vor der Brust wie zum Gebet.
Sie können den Sonnengruß beliebig oft wiederholen.

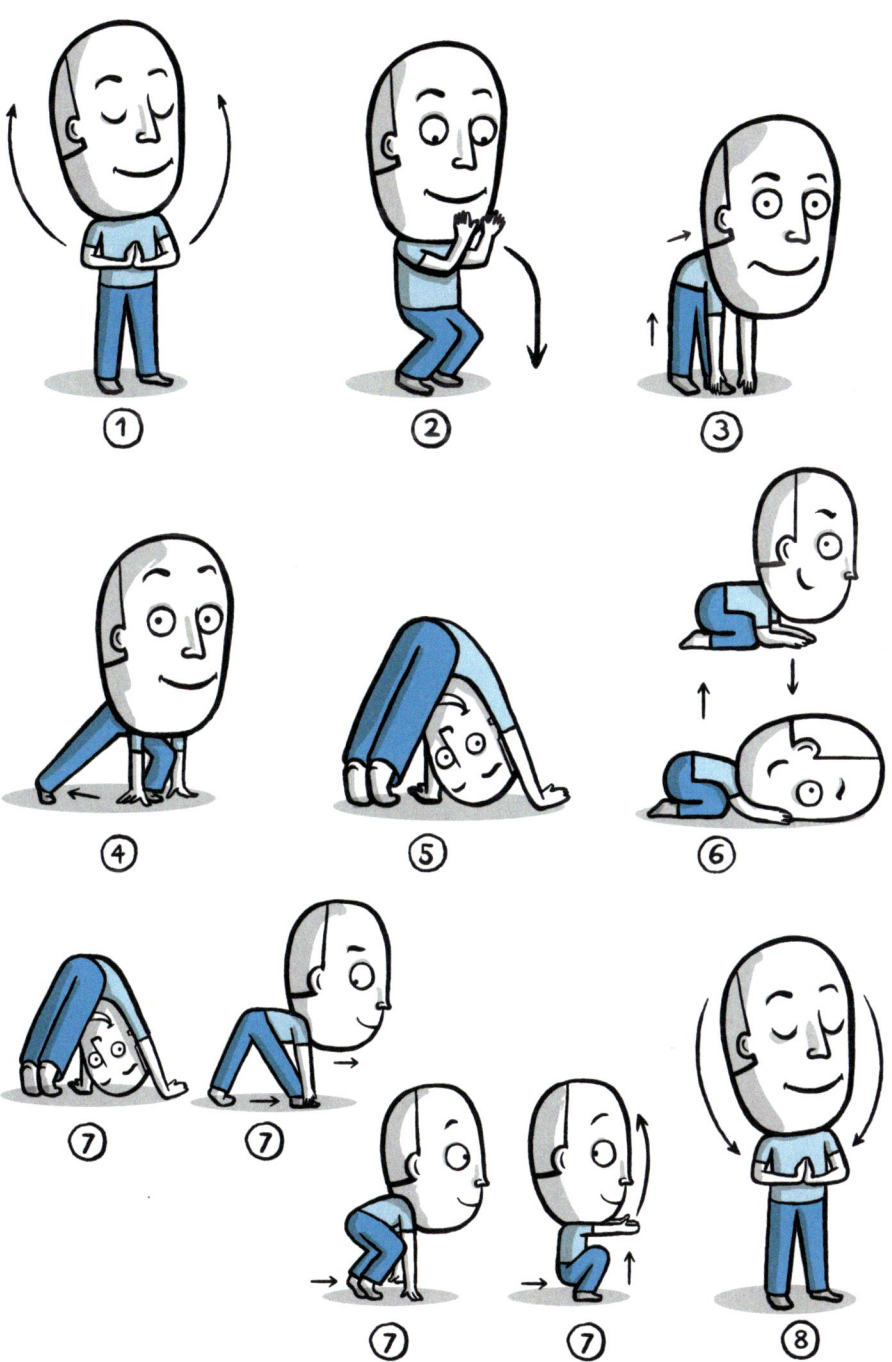

Tag 13 – Mein siebter 1er

Nach fast zwei Wochen 10in2 kann es sein, dass Sie bereits erste körperliche Veränderungen feststellen können. Sitzt die vor Kurzem noch zu enge Hose etwas lockerer, fühlen Sie sich wohler als zuvor? Dann will ich Ihnen am heutigen Ess-Tag verraten, wie Sie Ihre Abnehmerfolge gesundheitstechnisch richtig einschätzen.

So messen Sie richtig

Nachdem Ihre Waage zu einem Schattendasein verdammt oder entsorgt wurde, wollen Sie trotzdem wissen, wie es um Sie steht – rein figurtechnisch. Das bemerken Sie am ehesten an lockerer sitzenden Hosenbünden und durch einen Blick in den Spiegel. Wenn Sie außerdem wissen möchten, was Ihnen Ihr Gewichtsverlust bisher in Sachen Gesundheit gebracht hat, dann führen Sie folgende Messung durch.

Ihr Bauchumfang gibt Auskunft darüber, ob das Risiko eines Herzinfarkts oder einer Stoffwechselstörung besteht. Denn im Bauchfett bilden sich Hormone und Entzündungsfaktoren, die den Stoffwechsel stören und Herz und Kreislauf belasten. So beantworten echte 10in2er die Frage nach: »Und wie viel haben sie abgenommen?« mit einem lockeren: »Glatte 6 Zentimeter!« »Aha, und wie viel ist das nun in echt?« »In etwa 1 ½ Kleidergrößen?« Nicht schlecht, oder?

So geht's!
Prof. Dr. Dieter Magometschnigg empfiehlt als besten Messzeitpunkt morgens nach dem ersten Toilettengang. Dann

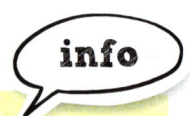

ANHAND DIESER MESSUNG LÄSST SICH FESTSTELLEN, DASS ...

... KEIN erhöhtes Herzinfarkt- und Stoffwechselstörungsrisiko besteht für
- Männer mit weniger als 94 cm Bauchumfang
- Frauen unter 80 cm Bauchumfang bzw. bei einem Taillen-Hüftverhältnis (WHR) zwischen 0,7 und 0,9 und darunter

... ein ERHÖHTES Risiko besteht für
- Männer im Bereich zwischen 94 und 102 cm Bauchumfang
- Frauen zwischen 80 und 88 cm Bauchumfang oder ab einem Taillen-Hüftverhältnis (WHR) von 0,9

... ein HOHES Risiko besteht für
- Männer ab 102 cm Bauchumfang
- Frauen ab 88 cm Taillenumfang

messen Sie mit einem handelsüblichen Maßband an der dicksten Stelle Ihres Bauches, das ist bei den meisten Menschen in Nabelhöhe oder etwa 2 Zentimeter darüber. Entspannen Sie sich dabei und ziehen Sie Ihren Bauch nicht ein (!). Frauen können neben der Taillenmessung auch eine Hüftmessung vornehmen: Die so genannte Waist-to-Hip-Ratio (WHR) errechnen Sie, indem Sie Ihren Taillenumfang durch Ihren Hüftumfang dividieren. Hier liegt medizinisch gesehen der ideale Wert zwischen 0,7 und 0,9.

Ich empfehle für die Bauchmessung das 10in2-Maßband, das gesundheitliche Risikofaktoren anhand bestimmter Markierungen genau ausweist. Bisherige Erfahrungen haben übrigens ergeben, dass 20 Zentimeter weniger Bauchumfang bei vorangegangenem stärkerem Übergewicht und konsequenter 10in2-Anwendung innerhalb von sechs Monaten keine Seltenheit sind. Prof. Dr. Dieter Magometschnigg bemerkt dazu: »Wenn man bedenkt, dass 1 Zentimeter Bauchumfangsreduktion bei kleineren Personen in etwa 1 bis 1,5 Kilogramm und bei größeren Personen in etwa 2 Kilogramm bedeuten, dann sieht man schnell, wie schnell eine sichtbare Veränderung erfolgt. Das motiviert. Und nachdem 4 Zentimeter Bauchumfang bereits einer europäischen Rock- oder Hosengröße entsprechen, freut man sich, wenn man sich neu einkleiden kann.

Tag 14 – Mein siebter 0er

Gratulation, wenn es Ihnen tatsächlich gelungen ist, in den vergangenen zwei Wochen sieben essfreie Tage einzuhalten. Und sollte gelegentlich ein Ausrutscher passiert sein, dann ist das auch kein Grund zur Verzweiflung. Denken Sie lieber daran, welchen Gewinn Ihnen Ihr neues Leben bringt, und malen Sie sich immer wieder die positiven Einzelheiten aus: eine bessere Figur, mehr Gesundheit und Fitness, mehr Geld, mehr Zeit … Druck und schlechtes Gewissen sind die falschen Ratgeber. Verinnerlichen Sie lieber, dass Sie mit einer Veränderung nicht länger warten wollen, denn dafür ist Ihr Leben zu kostbar. Genießen Sie heute einen stressfreien 0er und verschieben Sie Ihre Ess-Lust auf morgen. Es gelten die üblichen Ablenkungstipps für die 0er: Viel leckeres Wasser trinken und »sich regen bringt Segen«.

Heute geht es um ein Thema, dass Sie im Rahmen Ihres 21-Tage-Programms vielleicht bereits beschäftigt hat. Es geht darum, was man am 0er tut, wenn eine Essenseinladung ansteht, die man ungern absagen würde? Die Antwort: Legen Sie einen Jokertag ein!

Ausnahme Jokertag

Es kann immer wieder zu Situationen kommen, in denen es Ihnen nicht leicht fallen wird, den Nicht-Ess-Tag einzuhalten. Die Hochzeit des besten Freundes, der Liebste lädt zum Candle-Light-Dinner nach Paris, ein hundertster Geburtstag, die Tochter macht zum ersten Mal Palatschinken und dergleichen. Was tun?

Dem besten Freund gestehen, dass man die Braut nicht leiden kann? Es beim Candle-Light-Dinner nur bei der Kerze belassen? Die Verwandtschaft leugnen? Eine spontane Milchzuckerunverträglichkeit vortäuschen?

In solchen Fällen, die zu heiklen Verwerfungen privater Natur führen können, dürfen Sie einen sogenannten Jokertag einlegen. Sie wiederholen einfach einen Ess- oder im Fall der Fälle, falls Sie absolut das Bedürfnis dazu haben, einen Nicht-Ess-Tag.

»Passen Sie auf, dass Sie die ler-Jokertage nicht inflationär anwenden!«

Bernhard Ludwig

Ich persönlich empfehle eher die Wiederholung des Nicht-Ess-Tages, wenn auch nicht in oben genannten Situationen. Falls Sie die andere Variante ausprobieren: Achten Sie im eigenen Interesse darauf, dass Ihre Ess-Jokertage nur die extreme Ausnahmen sind und nicht die Regel. Ansonsten torpedieren Sie alle bisher im Rahmen von 10in2 erreichten Erfolge.

Wenn die Versuchung droht

Wenn Sie versucht sind, einen wirklich wichtigen und ganz besonderen Spezialgrund zu finden, warum Sie sich gerade heute, morgen oder übermorgen nicht an das 10in2-Programm halten können,

muss ich Sie warnen. Die lieben Menschen in Ihrem unmittelbaren Umfeld werden Ihnen allzu gerne als Ausrede dafür dienen: »Na, die ist aber so lieb und wir hatten neulich einen so schönen Nachmittag in der Stadt, für die muss ich heute unbedingt einen Jokertag einlegen und abends mit ihr zum Italiener gehen«.

Hier droht eine Gefahr, vor der ich Sie in Ihrem eigenen Interesse warnen möchte. Denn plötzlich sind die furchtbarsten Nachbarinnen und unsympathischsten Zeitgenossinnen so reizend, dass man mit ihnen essen gehen oder sie zu einem Glas Wein mit Tapas einladen muss. Überlegen Sie einmal, was Sie sich da jenseits eines wieder wachsenden Bauchumfangs einfangen?

info

GELEGENTLICH O.K.

Eine Umfrage unter 10in2-Anhängern ergab, dass die meisten einen Jokertag pro Quartal als völlig in Ordnung im Rahmen der eigenen Zielsetzungen sahen. Dieser disziplinierten Herangehensweise stimme ich gerne, aus vollem Herzen und mit schlankem Bauch zu.

tipp

**PROBIEREN SIE
ES MAL MIT EINEM
FASTENJOKER!**

Wenn Sie über Jokertage nachdenken, haben Sie meistens nur Joker-Ess-Tage im Sinn. Je länger Sie nach dem 10in2-Prinzip leben, umso mehr sollten Joker-Fastentage im Zentrum Ihrer Überlegungen stehen. Denn die Wahrheit ist, dass es einem wohlgenährten Körper ganz und gar nichts ausmacht, wenn er einmal drei Tage in Folge aus den eigenen Reserven leben darf. Ein 0er-Joker lässt Sie außerdem problemlos den 10in2-Rhythmus beibehalten, denn Sie ändern nichts an den Ess-Tagen: Sie essen zwei Tage nichts und machen dann einfach weiter, als ob nichts geschehen wäre. Der einzige Unterschied wird die stärker aufgetretene Fasteneuphorie sein, die Sie erlebt haben werden. Aber das ist ja eher angenehm.

Eine Frage der Disziplin

Unsere Erfahrungen zeigen, dass es den meisten 10in2-Anwendern nach einem Ess-Jokertag durchaus schwerfällt und einiges an Härte gegenüber sich selbst abverlangt, wieder zurück in den 1er- und 0er-Rhythmus zu finden. Trotzdem empfehlen wir, der Kontinuität wegen, im Fall der Fälle eher einen Jokertag einzulegen, anstatt einen völligen Rhythmuswechsel vorzunehmen oder sogar ganz das Handtuch zu werfen.

Aber Achtung: In den ersten drei bis vier Wochen der Umstellung auf 10in2 sollten Sie Jokertage jedenfalls und unbedingt unter Aufbietung aller Selbstdisziplin vermeiden, damit Ihr Gehirn genug Zeit hat, seine neue Gewohnheits-Autobahn zu asphaltieren.

Tag 15 – Mein achter 1er

Immer wieder fragen mich Leute, die gerne mit dem 10in2-Programm beginnen wollen, was sie denn tun können, wenn für sie der strenge 1er- und 0er-Rhythmus aus verschiedensten Gründen nicht funktioniert oder in Ihrem Alltag nur erschwert möglich ist.

Für manche Menschen ist es schier nicht vorstellbar, einen ganzen Tag auf Essen zu verzichten. Andere können es aus familiären Gründen nicht bewerkstelligen, entweder weil noch kleine Kinder bekocht oder gefüttert werden müssen, weil alle anderen Familienmitglieder keine Figurprobleme haben, oder weil alle anderen Familienmitglieder zwar Figurprobleme aber keine Lust auf 10in2 haben.

Sonderformen von 10in2

Da diese Ausgangssituationen nun gar nicht so selten vorkommen, konnte ich mit meinem Team in den letzten Jahren beobachten, dass sich bei einigen Teilnehmern bestimmte Sonderformen des

> »Eine **Diät** erkenne ich daran, wenn ich mich frage, wann sie aufhört und ich endlich wieder normal essen darf.«
>
> Univ. Prof. Dr. Kurt Widhalm

10in2-Rhythmus etabliert haben: Da gibt es zum einen die Fraktion der Mo-/ Mi-/Fr-10in2er. Das bedeutet, dass diese 10in2-Anhänger jeden Montag, Mittwoch und Freitag einen 0er einlegen und am Wochenende durchgehend essen.

Wir rätseln noch, ob als logische Weiterführung des Namens hier dann 43in7 zulässig wäre (vier Mal Essen, drei Mal Nicht-Essen und das in sieben Tagen), konnten diesbezüglich aber noch zu keiner Einigung finden. So oder so – die Hauptsache ist, dass man seine bisherigen Ess-Gewohnheiten umstellt und sich an die Essenspausen gewöhnt. Insofern sind drei Fastentage pro Woche jedenfalls mindestens dreimal so wertvoll wie keiner.

Ein einfacherer Weg

Wenn Sie es grundsätzlich nicht schaffen, wirklich kontinuierlich einen Ess-Tag und einen Nicht-Ess-Tag einzuhalten und für Sie insbesondere das Wochenende ein Hindernis darstellt, dann beginnen Sie mit dem eben gezeigten Ess- und Nicht-Ess-Rhythmus. Sie werden sehen, dass Ihr Körper nach einiger Zeit eine noch stärkere Kontinuität einfordert und es für Sie dann auch möglich werden wird, auch das Wochenende in Ihren neuen Lebensstil mit einzubinden!

Wenn der Rhythmus für Sie aber ohnedies passt und kein Problem darstellt, dann bleiben Sie einfach bei den stetig wechselnden 1er- und 0er-Tagen. Das macht alles gleich viel unkomplizierter!

Rückschläge gehören dazu

Sobald Sie sich in die neue Lebensphilosophie erst einmal eingelebt haben, werden Sie erkennen, dass es wirklich nicht mehr wichtig ist, was man zwischen Weihnachten und Silvester alles zu sich nimmt. Das gilt genauso für Rückfälle, die normal und allzu menschlich sind: Nachdem 10in2 eine derart einfach umzusetzende Methode ist, macht es nichts, wenn Sie einen kurzen Rückfall in Ihre alten »Täglich-Essen-Gewohnheiten« haben.

In dem Moment, in dem Sie sich wieder besinnen und klar denken, können Sie sofort wieder mit 10in2 beginnen. Im Grunde genommen ist es auch überhaupt nicht wichtig, dass Sie ab und an auch einmal »Zwischenfälle« erleben, die Sie als Rückschläge bewerten.

10in2: Lebensstil statt Diät

Was wirklich zählt ist, dass Sie nach dem Zwischenfall so schnell wie möglich wieder in den 10in2-Rhythmus einsteigen. Warum sollten Sie auch auf etwas verzichten, das Ihnen längerfristig eine große Freude bereitet. Genau diese positive Sichtweise auf die Fastentage, die sich mit der Zeit immer klarer herauskristallisiert, ist vermutlich auch einer der großen Unterschiede, wenn es darum geht, eine herkömmliche Diät von einer lebenslang ausgeübten Methode abzugrenzen.

Das Wort Diät wurde ja ursprünglich im Sinne von »Lebensführung« verwendet. Insofern ist es für mich keineswegs beleidigend oder abwertend, wenn ein Kritiker meint, dass 10in2 eine abnormale, unübliche Diät ist. Bei 10in2 handelt es sich ja auch nicht um eine Diät, sondern um einen Lebensstil, eine Lebensphilosophie. Ich selbst habe vor wenigen Jahren mit der 10in2-Lebensweise angefangen und werde sie immer beibehalten, denn sie tut mir rundum gut, hat mir zu einem neuen Körpergefühl verholfen und meine Körperzusammensetzung zum Positiven hin verändert.

Tag 16 – Mein achter 0er

Heute verbringen Sie bereits Ihren achten essfreien Tag, nur weiter so!

Wie ist es Ihnen bis dato bezüglich Disziplin und Durchhaltevermögen gegangen? Damit Sie sich heute wieder ein wenig ablenken können, zeige ich Ihnen hier ein paar Sportarten, die sich im Rahmen einer gesunden Lebensweise sehr bewährt haben und durchaus auch für Sport-Abstinenzler und Bewegungs-Anfänger eignen. Vielleicht ist da auch etwas für Sie dabei. Wichtig bei jeder Form der regelmäßig ausgeübten Bewegung ist der Spaß dabei. Zwingen Sie sich bloß zu nichts. Der innere Antrieb, etwas gerne zu tun ist wesentlich größer als ein Antrieb, der von außen erfolgt.

Pilates

Dieses eigentlich schon betagte Trainingssystem ist hochaktuell und hat vor allem in den USA einen regelrechten Boom erlebt. Mehr als 9 Millionen Menschen, 89 Prozent davon sind Frauen, trainieren derzeit Pilates in allen möglichen Formen, kombiniert mit Ausdauereinheiten oder Yoga. Das besondere an Pilates ist seine Ganzheitlichkeit. Entwickelt wurde es von dem Deutschen Joseph Pilates (1880–1967) auf der Grundlage von Yoga und fernöstlichen Kampfsportarten. Physiotherapeuten haben in den USA daraus ein modernes Pilates-Reha-Konzept erstellt. Egal, ob man das Original-Pilates oder eher sanftes Reha-Pilates übt, ob Matten- oder Geräteprogramm, Grundlagen des Trainings sind: die Verbindung von Körper und Geist durch Konzentration und bewusste Atmung, Aufrichtung der Wirbelsäule und Aufbau eines stabilen Zentrums, Koordinationsschulung durch kontrollierte, flüssige Bewegungen und ein ausgewogenes Verhältnis von Kraft und Beweglichkeit. Ganz nebenbei sind regelmäßige Pilatesübungen optimal für eine gute Figur.

Badminton

Eine Sportart für Jung und Alt, die sich zwischen Spaß und Leistung bewegt, ist Badminton. Außerdem ist sie optimal, wenn man sich am Ende eines langen Nicht-Ess-Tages (oder auch Ess-Tages) mal gescheit abreagieren möchte. Badminton ist einfach zu erlernen und sehr dynamisch. Regelmäßiges Badmintontraining stärkt Herz und Kreislauf und fördert Schnelligkeit, Ausdauer und Beweglichkeit.

Tanzen

Hilfreich bei der Anbahnung von Kontakten, und auch Männer tun es gelegentlich gerne. Eigentlich bewegt sich ja jeder Mensch gern zu Musik. Wie das dann aussieht, ist Geschmackssache. Fakt ist, dass der Spaßfaktor recht hoch ist. Tanzsport ist noch mehr als die reine Bewegung zu Musik. Diese Sportart macht, regelmäßig ausgeübt, fit, schult Ausdauer, Beweglichkeit und Koordination. Das Leistungsspektrum ist umfangreich und reicht von den Standard- und Lateintänzen über Salsa oder Tango Argentino bis hin zu Disco- und Party-Tänzen.

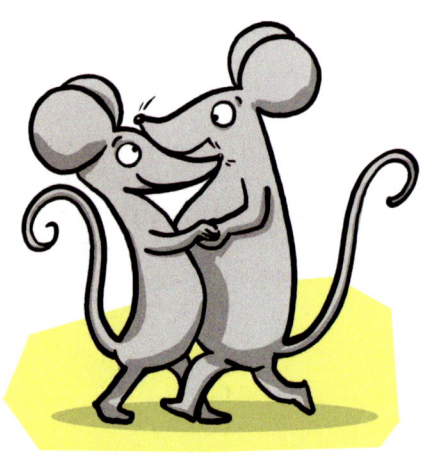

Indoor-Cycling

Für Einsteiger und Fortgeschrittene ein Sport mit absolutem Suchtpotenzial. Natürlich sollte man dazu grundsätzlich ein Faible für's Radeln haben und auch sportives Fahren mögen. Dann stellt sich der Spaß auch sehr schnell ein. Man steigt dazu aufs (Stand-)Rad, verlässt sich ganz auf seinen Trainer, auf Neudeutsch Instructor, und hört im Hintergrund laute Musik. Das hat nichts mit gemütlichem Geradle durch die schöne Landschaft (was aus sportmedizinischer Sicht natürlich trotzdem seine Berechtigung hat) zu tun und auch nichts mit jener Sportart, für die man sich in wurstpellenartige Kleidungsstücke zwängen und dann auf einer dünnbereiften Rennmaschine balancieren muss, um anschließend Autofahrer in den Wahnsinn zu treiben. Nein, beim Indoor-Cycling ist das Umfeld in erster Linie gut gelaunt und selbst nach einem langen Arbeitstag regelrecht aufgekratzt. Keine Abgase schwängern die Luft und alle fahren auf ihren Stand-Bikes, die in Sachen Geschwindigkeit und Kraftanstrengung unterschiedlich eingestellt werden können, je nachdem, wie der Instructor entscheidet. Simuliert werden können dabei verschiedene Gelände, von der norddeutschen Tiefebene (ohne Gegenwind!) bis zu den Pyrenäen für Ambitionierte. Im Hintergrund wummern dazu die Beats und rocken die Cyclisten. So trainiert man unter den ermunternden Zurufen des Instructors und seiner Radelkollegen Ausdauer, Kraft und Schnelligkeit.

Schwimmen

Schwimmen gehört, da sind sich die Sportmediziner einig, zu den gesündesten Sportarten überhaupt und ist das ideale Ganzkörpertraining. Das liegt an den physikalischen Eigenschaften des Wassers, das eine ungefähr tausendmal höhere Dichte als die Luft hat, und deren Wirkung auf den menschlichen Körper. Jede Bewegung im Wasser muss gegen einen Widerstand ausgeführt werden. Das erfordert einen hohen Körpereinsatz. Auch Schwergewichte werden im Wasser zum Fliegengewicht, denn im flüssigen Element sind wir nur noch ein Siebtel so schwer wie an Land. Der Auftrieb schont die Gelenke. Ein längeres Training vergrößert das Herzvolumen, die Herzfrequenz sinkt und das Herz arbeitet ökonomischer. Der Wasserdruck sorgt außerdem dafür, dass das Einatmen schwerer wird, was die Atemmuskulatur trainiert.

Tag 17 – Mein neunter 1er

Mit der Bauchumfang-Messung haben Sie bereits ein gutes Erfolgsbarometer zur Hand. Machen Sie bloß nicht den Fehler, sich jeden Tag zu messen. Ideal ist eine Messung pro Woche. Wenn Sie möchten, können Sie zum Zweck auch ein Diagramm anfertigen mit einer schönen sinkenden Fieberkurve, die Sie als weitere Motivationshilfe – denn ich bin mir sicher, wenn Sie so weit gekommen sind, machen Sie weiter! – an den Kühlschrank hängen. Falls Sie es noch genauer wissen möchten, wie es in Sachen Bauchfett um sie steht, empfehle ich die Dexa-Messung.

Es geht noch genauer

Erste Hinweise auf das Vorhandensein von gefährlichem Bauchfett gibt Ihnen ja der zu enge Hosen- oder Rockbund sowie die Blickdiagnostik und das Maßband. Allerdings kann man damit das unter der Haut befindliche Fett (subkutanes Fett) nicht von dem Fett in der Bauchhöhle, das sich um die Eingeweide und inneren Organe anlagert, unterscheiden.

Nachdem eine dumme Waage und auch der BMI nachweislich nicht geeignet sind, um Übergewicht und vor allem die Verteilung von Muskeln (Magermasse) und Fettgewebe zu diagnostizieren, macht es Sinn, andere Messmethoden heranzuziehen. Denn entscheidend ist, ob Sie im Rahmen von 10in2 Fettgewebe oder Muskelmasse ab- oder zunehmen.

WAS HEISST BMI?

Der **Body-Mass-Index** gibt das Verhältnis von Körpergewicht zur Körpergröße an und gilt für Jugendliche ab 16 Jahren. Berechnet wird er folgendermaßen: Körpergewicht (in kg) geteilt durch Körpergröße in Metern zum Quadrat (in m²). Bei einem 1,80 Meter großen Mann, der 87 Kilogramm wiegt, multipliziert man zuerst die Körpergröße mit sich selbst: 1,80 x 1,80 = 3,24. Dann teilt man das Gewicht durch diesen Wert: 87: 3,24 = 26,85. Ein optimaler BMI liegt zwischen 19 und 25 kg/Quadratmeter. Frauen ab einem BMI von 25 kg/qm sowie Männer ab einem BMI von 27 kg/qm gelten als übergewichtig. Ab einem BMI von 30 kg/qm ist man fettleibig oder adipös.

> »Die **Dexa-Messung** ist ein wichtiger Schritt, denn so bekommt man ein genaues Bild über die Muskelfettverteilung im gesamten Körper.«
>
> Univ. Prof. Dr. Johannes Huber

Dexa-Messung

Mit dem gleichen Gerät, das Knochendichteuntersuchungen möglich macht, lässt sich auch das Bauchfett abschätzen. Man nennt die Methode Dexa-Messung. Warum das wichtig ist? Die größte Bedrohung für Ihre Gesundheit ist nicht, dass Sie ein paar Pfunde zu viel auf den Rippen haben, sondern vielmehr, dass Ihre inneren Organe verfetten. Vor allem Herz, Leber und Bauchspeicheldrüse werden von Speicherfett umhüllt. Dieses Fett nennt man auch viszerales Fett. Das Fett im Bauch gilt heute als eigenständiger Hormonproduzent und damit als ein erheblicher Risikofaktor für die Entstehung von Herz- und Kreislauferkrankungen und Diabetes Typ 2. Hier werden Boten- und Entzündungsstoffe produziert, die Gefäße und Gelenke schädigen und den Stoffwechsel entgleisen lassen. Also ist es nicht Übergewicht allein. Entscheidend ist die Fettverteilung im Körper.

Richtig messen motiviert

Bei unklaren Krankheitsbildern und einem sichtbaren Übergewicht am Bauch, ist es durchaus empfehlenswert, die Fettverteilung im Körper wissenschaftlich objektivieren zu lassen. Dazu bietet sich die Dexa-Messung hervorragend an. Sie erlaubt genauestens den Anteil zwischen Muskelmasse und Fettgewebe auseinanderzuhalten und isoliert zu messen.

Die Dexa-Messung hilft auch psychologisch beim Abnehmen, vor allem wenn man anfangs noch keine sichtbare Veränderung an sich bemerkt. Das erste Fett, das man bei der Nahrungseinschränkung oder -umstellung verliert, ist das viszerale Fett. Dieses ist leicht mobilisierbar: sprich, Sie können es mit 10in2 und etwas Bewegung gut loswerden. Es wird aber auch leicht gespeichert. Wenn Sie also nach den ersten Wochen von 10in2 einen kleinen Motivationsschub brauchen, kann ich Ihnen diese Methode wärmstens empfehlen.

Tag 18 – Mein neunter 0er

Mittlerweile sind Sie sicher schon ein angehender 10in2-Profi, kann das sein? Sie wissen, wie gut Ihnen Bewegung tut, insbesondere an Ihren 0ern. Zeit, sich noch einmal um Ihre wichtigsten Verbündeten beim Abnehmen mit 10in2 zu kümmern. Sobald Sie Ihre Alltagsaktivitäten oder eine Übungsabfolge im Yoga auf Seite 86, mit Krafttraining kombinieren, bekommen Sie Ihr Fett richtig weg. Denn die Muskeln sind die Fettverbrennungsmaschinen des Körpers. Je mehr Muskelmasse Sie aufbauen, desto stärker steigen der Grundumsatz und alle Stoffwechselleistungen an. Durch

BEI 10IN2 SIND UNS KALORIEN NICHT BESONDERS SYMPATHISCH

Manchmal helfen ein paar Zahlen aber durchaus, um motivierend zu wirken. So viele Kalorien verbrennen Sie in 30 Minuten:

	Bei einem Körpergewicht von	85 kg	70 kg
Tätigkeit	Auto fahren	77 kcal	63 kcal
	Betten machen	143 kcal	118 kcal
	Bügeln	84 kcal	69 kcal
	Büroarbeit	110 kcal	90 kcal
	Fenster putzen	156 kcal	128 kcal
	Fernsehen	45 kcal	37 kcal
	Gehen	153 kcal	126 kcal
	Joggen	444 kcal	365 kcal
	Radfahren 20 km/h	223 kcal	184 kcal
	Rasen mähen	168 kcal	139 kcal
	Tanzen	214 kcal	176 kcal
	Treppen steigen	339 kcal	279 kcal

antrainierte Muskeln verbrennen Sie dann auch bei allen Aktivitäten und insbesondere bei Ausdauertraining mehr Fett. Und der Nachbrenneffekt ist enorm: Jedes Pfund Muskeln, das Sie aufbauen, verbrennt 50 Kalorien mehr am Tag – im Sitzen!

Diese Effekte können Sie mit einem kleinen Muskel-Work-out noch verstärken. Das kostet nicht viel Zeit, auch wenn Sie heute reichlich darüber verfügen.

Das 0er-Muskel-Work-out

Für ein sinnvolles Muskel-Work-out und entspannendes Dehnen zwischendurch ist immer Zeit – und es wirkt: 10 Minuten pro Tag reichen vollkommen aus. Ihr Körper wird es Ihnen in mehrfacher Hinsicht danken. Und wenn Sie mehr als 10 Minuten übrig haben, dann machen Sie ruhig mehr.

Das Geheimnis des Erfolgs ist einfach:
● Machen Sie alle Übungen langsam, genau und kontrolliert.
● Halten Sie bei den Übungen nicht die Luft an. Ihre Muskelzellen brauchen Sauerstoff, um zu wachsen.
● Fordern Sie Ihre Muskeln: Pro Übung sollten Sie ein paar Wiederholungen durchführen bei insgesamt drei Durchgängen (Sätzen) pro Übung und jeweils 30 Sekunden Pause dazwischen. Dabei dürfen die Muskeln ruhig ein bisschen weh tun.
● Gönnen Sie sich zwischen den Übungen kurze Pausen zum Verschnaufen.
● Die Übungen können Sie überall durchführen. Im Büro vielleicht besser die Türe schließen und ein »Do-not-disturb«-Schild draußen anhängen. Der Anblick könnte auf andere verwirrend wirken.

Übung für den Bauch

Legen Sie sich auf den Bauch. Die Beine sind ausgestreckt und die Zehenspitzen stützen sich auf dem Boden ab. Winkeln Sie nun Ihre Arme um 90 Grad an und stützen Sie sich auf Ihren Unterarmen ab. Die Hände liegen mit den Unterkanten auf dem Boden, die Fingerspitzen zeigen nach vorne. Ziehen Sie nun Ihren Bauch ein, atmen dabei aber normal weiter und drücken Sie Ihren ganzen Körper in einer Linie nach oben. Achten Sie darauf, dass Sie dabei nicht ins Hohlkreuz fallen. Halten Sie die Position eine Minute lang. Wiederholen Sie die Übung dreimal.

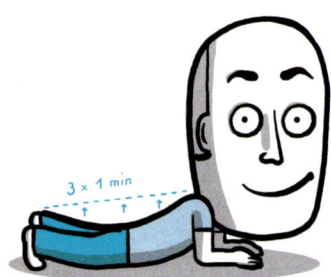

Übung für den Po

Mit dieser Übung straffen Sie Ihre Gesäßmuskeln und stützen Ihren Lendenwirbelbereich. Legen Sie sich dazu auf den Rücken und stellen Ihre Füße hüftbreit am Boden ab. Legen Sie Ihre Arme neben dem Körper am Boden ab. Drücken Sie jetzt Ihr Becken nach oben, bis Oberkörper und Oberschenkel eine Linie bilden. Strecken Sie nun Ihr rechtes Bein vor und stellen es dann wieder in der Ausgangsposition ab. Spannen Sie dabei fest ihre Bauchmuskeln und die Gesäßmuskeln an. Trainieren Sie

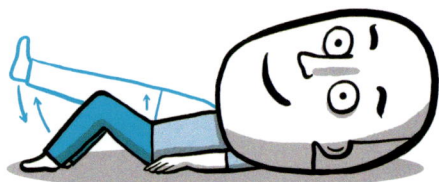

drei Sätze à 15 Wiederholungen und wechseln dazwischen immer wieder die Seite.

Übung für die Beine

Stellen Sie sich in einen Türrahmen und lassen Sie Ihre Arme nach unten hängen. Die Beine sind leicht gegrätscht und berühren mit den Fußaußenkanten rechts und links den Türinnenrahmen. Gehen Sie leicht in die Knie und drücken Sie Ihre Handrücken an den Rahmen. Spannen Sie auch Ihren Bauch an und ziehen Ihren Bauchnabel nach innen. Halten Sie die Spannung zehn Sekunden lang und atmen dabei ruhig weiter. Wiederholen Sie die Übung sechs Mal.

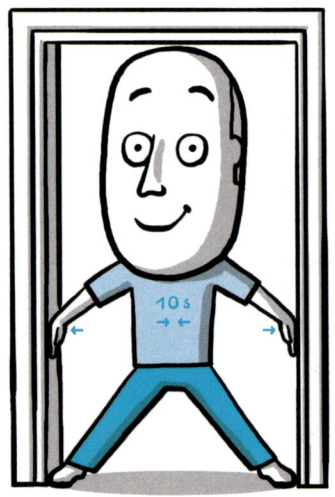

Zum Abschluss: Stretching

- Dehnen Sie mit Gefühl.
- Vergessen Sie nicht, in Ihrem Rhythmus zu atmen.
- Mehr ist mehr – und einmal ist besser als kein Mal. Selbst der verkürzteste und verhärtetste Muskel freut sich, wenn er gedehnt wird.

Becken strecken

Legen Sie sich ausgestreckt auf den Boden und ziehen Sie die Fußspitzen zu sich her. Schieben Sie jetzt das rechte Bein so weit wie möglich nach unten und halten es gestreckt. Bringen Sie es wieder in die Ausgangsposition und wiederholen Sie die Übung mit dem linken Bein. Üben Sie im Wechsel eine Minute lang.

Kreuz des Südens

Sie liegen auf dem Rücken. Ziehen Sie jetzt das linke Bein an den Körper bis an die Brust. Arme und Schultern sollten dabei auf dem Boden bleiben. Dann führen Sie das Bein nach oben und legen es gestreckt ab. Wiederholen Sie die Übung mit dem rechten Bein und der linken Seite. Üben Sie eine Minute lang im Wechsel.

Igel

Sie bleiben in Rückenlage und ziehen jetzt beide Knie an Ihren Körper, umfassen Sie fest mit beiden Armen und ziehen Sie noch weiter an die Brust. Halten Sie die Position etwa 20 Sekunden lang und atmen dabei ruhig ein und aus. Entspannen Sie und wiederholen Sie die Übung noch einmal.

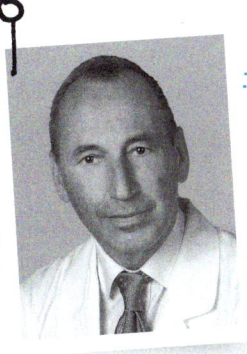

Expertenstatement

Heilkraft der Muskeln

Univ. Prof. DDr. Johannes Huber, Hormon- und Anti-Aging-Forscher, ehemaliger Leiter der Klinischen Abteilung für Gynäkologische Endokrinologie und Sterilitätsbehandlung im Wiener AKH.

Muskeln dienen nicht nur der Bewegung, sondern bilden zahlreiche Gewebshormone und Schutzfaktoren, die den Stoffwechsel auf Trab bringen und das Immunsystem anregen. Der im Alter mitunter festzustellende Muskelverlust schwächt damit nicht nur die Bewegungsmöglichkeiten, sondern auch das Immunsystem. Er verringert die Kraftwerke der Zellen (Mitochondrien) und wirkt sich ungünstig auf den Stoffwechsel aus. Der Heilkraft der Muskeln muss man künftig größere Beachtung schenken, denn sie ist die beste Medizin für Psyche und Körper und macht fitter, jünger, glücklicher.

Tag 19 – Mein zehnter 1er

Last but not least: In der Causa »Wie messe ich meine Erfolge richtig?« möchte ich Ihnen auch meine ganz spezielle und selbst kreierte Seminarkabarett-Messung nicht vorenthalten.

Die Seminarkabarett-Messung

Falls Sie bisher noch nicht die Gelegenheit hatten, eine meiner Seminarkabarett-Vorstellungen zu besuchen und ich Ihnen diese **sensationelle Methode** nicht persönlich demonstrieren konnte, hier präsentiere ich sie Ihnen schwarz auf weiß.

Das entscheidende Risikokriterium für den Mann ist – wie bereits beschrieben – ein Bauchumfang über 94 Zentimeter und bei Frauen 80 Zentimeter, denn diese Werte tragen maßgeblich dazu bei, dass Sie Probleme mit Rettungsringen, ungünstigen Cholesterinwerten, Insulinresistenz, Stoffwechsel oder Blutdruck bekommen.

So geht's

Nehmen Sie sich daher einfach ein 100 Zentimeter langes Maßband zur Hand und betrachten Sie jeden Zentimeter als Lebensjahr. Leider muss ich Sie an dieser Stelle enttäuschen, wenn Sie angenommen haben, dass nun jeder übrige Zentimeter auf dem Maßband auch für Ihre verbleibende Lebenszeit steht.

Betrachtet man die durchschnittliche Lebenserwartung laut Statistik, so darf eine Frau ihr Maßband bei 83 und ein Mann das seine bei 77 Zentimetern abschneiden. Aber: Auch die noch verbleibenden Zentimeter entsprechen nicht unbedingt der Zeit, die Sie noch vor sich haben. Nun dürfen Sie nämlich auch noch die Jahre abschneiden, die Sie bereits verbraucht haben.

Der Vollständigkeit halber dürfen Sie, auch wenn Ihr Maßband vielleicht jetzt schon recht kurz scheint, noch Ihre Risikofaktoren (siehe Kasten) abrechnen.

Bevor Sie nun aber in Verzweiflung geraten, darf ich Ihnen an dieser Stelle verraten, dass diese Messung nur bei Neugeborenen funktioniert. Sie dürfen also durchatmen und sich für wirklich nützliche Messmethoden entscheiden: Bauchumfang oder Dexa!

RISIKOFAKTOREN

Bluthochdruck (160/100 mm/Hg):	minus 4 Jahre
Rauchen (20 Zigaretten/Tag):	minus 4 Jahre
Cholesterin (240 mg/dl):	minus 2 Jahre
Blutzucker (170 mg/dl):	minus 6 Jahre
Bauchfett:	minus 6 Jahre

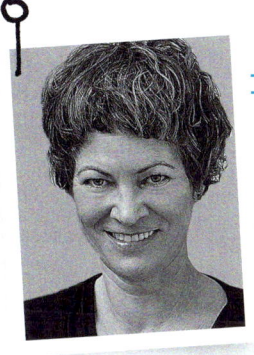

Wieder genießen lernen

Mag. Hanni Rützler,
Foodtrend-Expertin und Geschmackstrainerin am
Institut für Forschung, Beratung und Entwicklung im
Ernährungsbereich, Wien

Ess- und Diätprofis haben das Gefühl, dass sich ihr ganzes Leben nur um das Essen
dreht: »Was darf ich, was darf ich nicht?« Und genau deshalb halte ich 10in2 für ein
ganz spannendes, zukunftsfähiges Konzept, weil es erlaubt, einen Tag Pause einzulegen. Erleben wie ein Tag aussieht, wenn das Essen nicht immer im Zentrum der Auf-
merksamkeit steht. Ich glaube, dass das richtig entstressend sein kann.

Genuss hat ja viel mit der richtigen Menge zu tun, also geht es beim Essen immer um
das »Genießen zulassen«. Man erlaubt sich, seine Sinne einzusetzen, aufzumachen,
wahrzunehmen. Nicht nur das Auge ist es, das verführt – es sind auch die Nahsinne!
Der Geschmack, der Geruch, das sind sehr mächtige, unmittelbare Sinne, die man nicht
delegieren kann. Diese Empfindungen sind sehr individuell, und wir haben in unserem
Kulturraum eigentlich sehr wenig gelernt, diese Sinne bewusst einzuschalten.

Auch unsere Sprache zeigt eine sehr unterentwickelte Genusssprache auf. Beim Wein
merkt man das noch am ehesten, das hat eine sehr lange Tradition. Die Sprache – wenn
man verbalisiert, was man schmeckt – verändert auch die Wahrnehmung und ermöglicht
ein Erinnern des Geschmacks. Das fehlt mir beim Essen ein bisschen: Da geht's immer
nur um die Probleme: »Wie viel Fett und Kalorien darf ich oder darf ich nicht?« und »Darf
man das oder nicht?« Der Genuss liegt in unserem Mundraum und den gilt es bewusst
einzuschalten und zu schauen: »Was schmeckt mir und unter welchen Bedingungen?«

Ich glaube, dass das gefördert wird, wenn man einen Tag isst und einen Tag nicht. Es
führt dazu, dass man nicht nur keinen Hunger hat am zweiten Tag, sondern auch die eigenen Sättigungs-, Hunger- und Appetitbedürfnisse sehr gut reflektiert werden können.
Das ist ein wunderschöner Lerneffekt, der ebenfalls entstresst. Wenn man dann wieder
essen darf, tut man sich leichter, sich die Zeit zu nehmen und das auch vielleicht ein
bisschen mehr zu zelebrieren, um damit auch den Genuss und die bewusste Wahrnehmung zu ermöglichen beziehungsweise zu erleichtern.

Tag 20 – Mein zehnter 0er

An Ihrem letzten 0er im 21-Tage-Begleitprogramm möchte ich Sie aufs Herzlichste zu Ihrem Erfolg beglückwünschen. Die härteste Zeit haben Sie nun hinter sich und Sie haben sicher auch schon bemerkt, dass sich Ihr Körper und Ihr Kopf nun schon um einiges leichter tun, oder? Heißhunger und Appetit bleiben an den 0ern aus, Ihre Lust auf Junk-Food ist zurückgegangen und Ihr Körper verlangt von sich aus eine gesunde und ausgewogene Ernährung an den Ess-Tagen? Das ist wunderbar, weiter so! Und sofern Sie den Erfolg in Form verschwundener Rettungsringe noch nicht an sich beobachten konnten, dann vertrauen Sie darauf, dass das bald der Fall sein wird. In Kürze können Sie sich eine opulente Shopping-Tour gönnen, weil Ihr eigener Kleiderschrank nur mehr zu große Kleidungsstücke im Angebot hat. Sie haben ja jede Menge Geld gespart an den 0ern, also haben Sie auch ein ausreichendes Shopping-Budget zur Hand. Spätestens dann wissen Sie, warum der 10in2 Lebensstil ein fester Bestandteil Ihres Lebens bleiben wird. Sie sehen so gut aus!

Und noch ein Joker

Ich darf an dieser Stelle abschließend eine weitere Empfehlung zum Joker-Ess-Tag abgeben: Sie entschärfen Ihren 1er-Joker, wenn Sie an diesem Tag nicht alle Mahlzeiten zu sich nehmen. Das heißt, dass Sie am Joker-Ess-Tag nicht das volle Programm aus Frühstück, Mittag- und Abendessen durchziehen müssen. Falls Sie besonders gewissenhaft sind, können Sie auch einen »neutralisierenden Ess-Joker« einlegen, in dem Sie an beiden aufeinanderfolgenden 1ern nicht alle Mahlzeiten zu sich nehmen. Wie gesagt – Jokertage sollten die Ausnahme bleiben, um die positive Wirkung von 10in2 nicht zu schmälern.

Aber wenn Sie an zwei aufeinanderfolgenden Tagen jeweils nur eine Mahlzeit zu sich nehmen, dann haben Sie den Jokertag jedenfalls verbessert. Und nachdem Sie am 1er-Joker als erprobter 10in2er ohnedies keinen Hunger mehr haben (sollten), müssen Sie sich auch nicht zum Essen zwingen. Da reicht es dann, wenn Sie das Geschäftsessen oder den Besuch beim

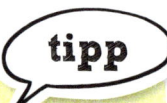

tipp

DAS PRINZIP BELOHNUNG

Anerkennung und Belohnung nach einem erfolgreichen Projekt motivieren dazu, bei der Sache zu bleiben. In diesem Fall ist es recht einfach, sich nach jedem Zentimeter weniger Bauch etwas Gutes zu tun. Sie verfügen über ausreichend finanzielle Mittel. Hier hebt sich 10in2 wieder mal positiv von Diäten jeglicher Couleur ab. Während man für diese oft besondere Zutaten oder Mittelchen braucht, die ihrerseits kosten, sparen Sie bei 10in2 nicht schlecht. Tipp für die 0er deshalb: Machen Sie sich eine schöne lange Wunschliste!

Franzosen zum Hochzeitstag mit Ihrer Frau, den Sie wieder einmal verschwitzt haben und wegen dem Sie überhaupt in die Verlegenheit kamen, jokern zu müssen, wahrnehmen und den Rest auslassen.

Ausnahme bleibt Ausnahme

Aber wie gesagt – der Jokertag ist die Ausnahme! Wenngleich Sie dem 1er-Joker wie dem 0er-Joker die gleiche Daseinsberechtigung einräumen sollten, machen Sie dennoch nicht allzu oft davon Gebrauch. Außer Sie haben wirklich enorme Reserven: Dann planen Sie, zumindest solange dieser Zustand anhält, ruhig zwei, drei feste Jokerfasttage im Monat ein!

Tag 21 – Mein elfter 1er

Gratulation! Sie erinnern sich, dass ich Ihnen zu Beginn des 21-Tage-Programms davon erzählt habe, dass Ihre Gewohnheiten im Grunde nichts anderes sind als Datenautobahnen in Ihrem Gehirn, die durch wiederholtes Verhalten über die Jahre angelegt wurden? Und dass auch Ihre Ernährung von der ersten bis zur letzten Mahlzeit des Tages nichts anderes als eine Gewohnheit ist?

==Jetzt ist es vollbracht!== Denn nach drei Wochen mit 10in2 haben Sie Ihre Datenautobahn nun neu gebahnt, die Grünstreifen sind auch angelegt und Sie kommen wunderbar voran. Jetzt sind Sie gewissermaßen optimal programmiert für ein langes, wunderbares 10in2-Leben!

Der wichtigste Schlüssel, um seine geistige Einstellung zu verändern, ist regelmäßige Wiederholung. Das haben Sie nun 21 Tage lang stetig getan und ernten schön langsam die Früchte Ihrer Taten. Sie haben Ihr Leben wieder in die Hand genommen, wissen, was Ihnen gut tut und was nicht und sind wahrscheinlich um einiges verschlankt. Weiter so! Denken Sie daran: Gute Gewohnheiten à la 10in2 sind Ihre stärksten Verbündeten und sie werden große Auswirkungen auf Ihr Leben haben.

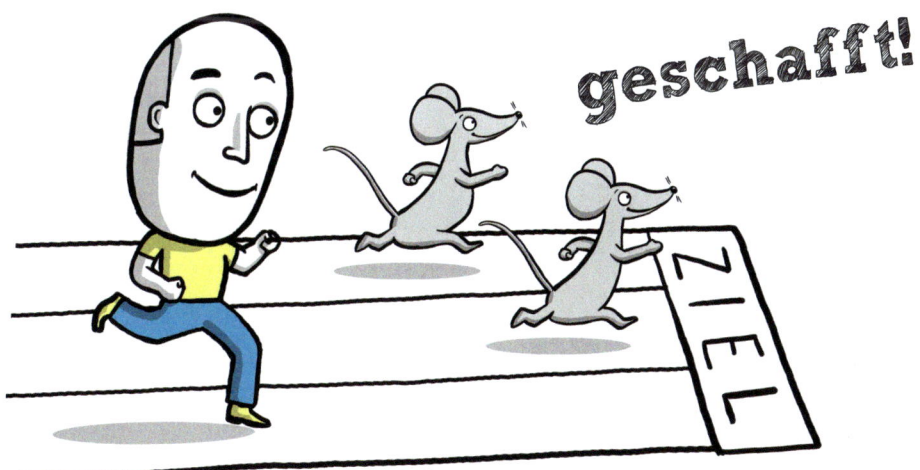

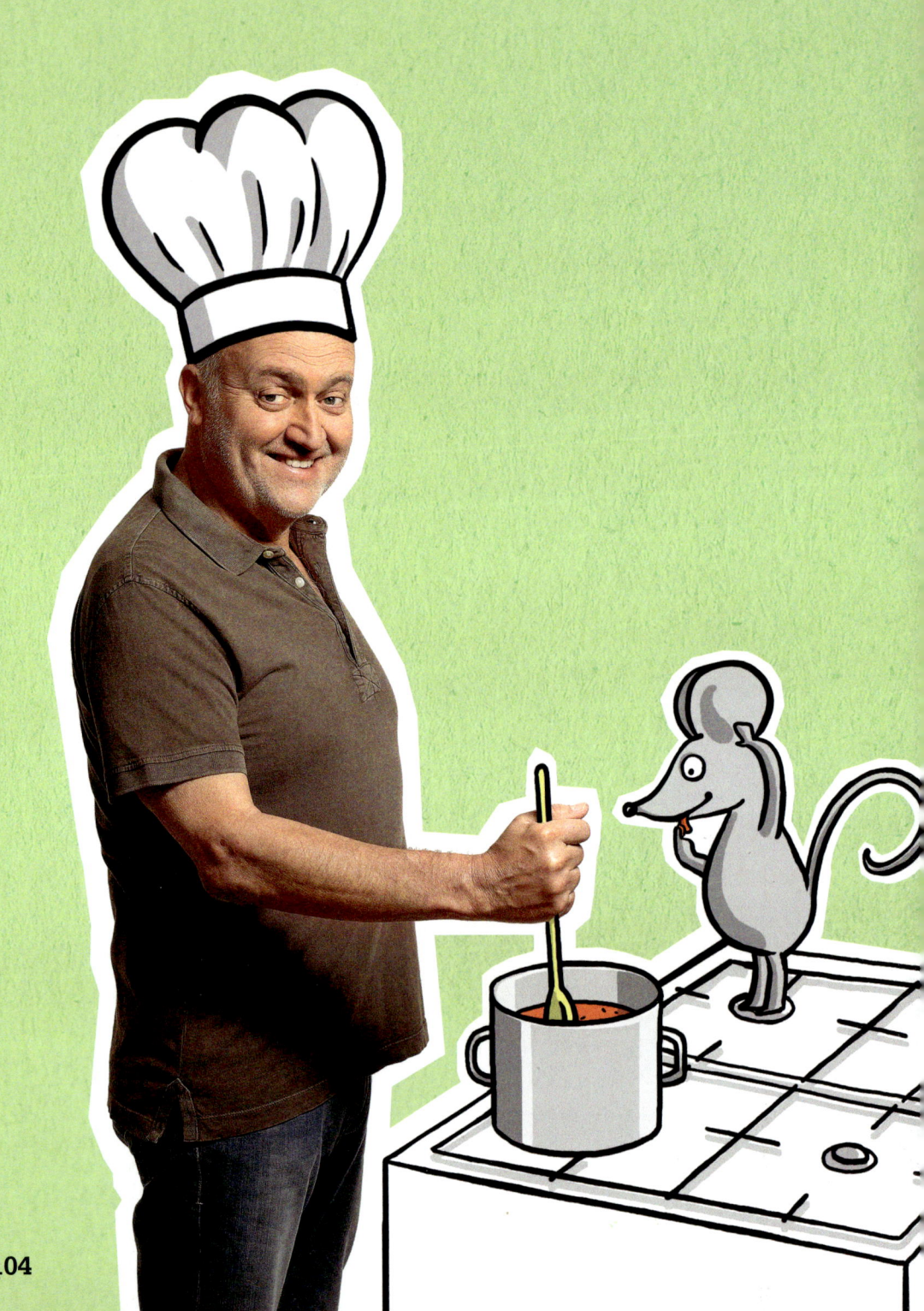

Rezepte für die Ess-Tage

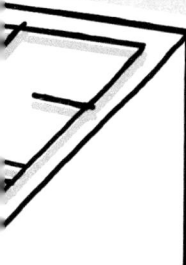

Jetzt wird gegessen

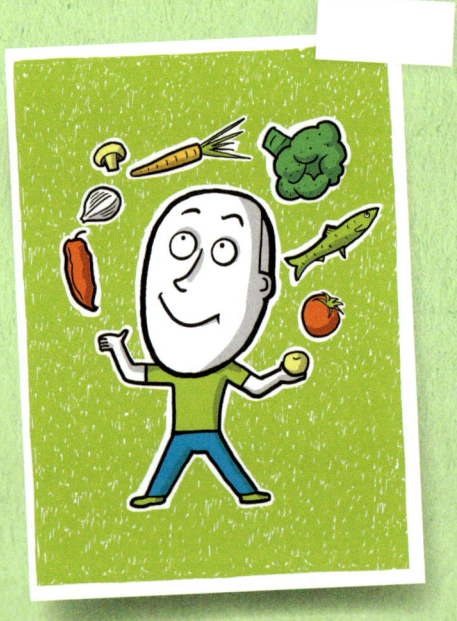

Nach jedem Fastentag steht ab jetzt Genuss pur auf dem Programm – und das ohne Kalorienzählen. Die gesunden, feinen Gerichte schmecken der ganzen Familie und auch Gästen und schwindeln nebenbei noch viel Gesundheit auf die Teller.

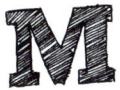**M**ilch und Zucker in den Kaffee?«, »Himbeersirup ins Wasser?«, »ein kleiner Snack zwischendurch«, »Popcorn im Kino«, »Chips beim Fußballschauen«, »Kuchen zum Kaffee«, und und und … Die Liste lieb gewonnener kulinarischer Gewohnheiten und Rituale sowie passender Anlässe, um etwas zu essen ist lang. Sie begleiten uns im Alltag und lassen sich von jedem von uns bestimmt problemlos fortsetzen. (Zwischen-)Mahlzeiten bilden die Basis, um uns mit jenen zusätzlichen Kalorien anzufüttern, die wir später in eher unattraktiver Form von Hüft- oder Bauchspeck an uns herumschleppen und nur schwer wieder loswerden.

Training zum Dickwerden

Die Kreativität der Nahrungsmittelindustrie und der Lebensmittelwerbung scheint schier grenzenlos zu sein, wenn es darum geht, uns Konsumenten auf durchgängiges Essen zu »trainieren«, das nur wenig sättigt und immer gleich schmeckt. Und einmal von der »fetten Welt« verführt und durch die Werbung auf Nahrungsaufnahme von Snacks und mit Zusatzstoffen angereicherten Fertiggerichten gepolt, ist man ständig damit beschäftigt, den gut gefüllten Kühlschrank zu leeren, bis man den Inhalt selber intus hat. Inhaltlich setzen wir hier oft auf Lebensmittel, die wir bei Hunger oder Appetit schnell zu uns nehmen können, und die keiner aufwendigen Verarbeitung oder Zubereitung bedürfen. Nicht selten greift man dann fix zur Fertigvariante.

MAG. ERWIN HAAS, der die Rezepte für dieses Buch entwickelte, kochte unter anderem im renommierten Sterne-Restaurant Steirereck wie auch später als Chef de Partie im vegetarischen Restaurant Wrenkh in Wien. Ein Studium der Betriebswissenschaften folgte. In dieser Zeit verlor er durch alternierendes Fasten in fünf Monaten 26 Kilogramm Gewicht. Daraufhin entwickelte er die Marke »10in2«. Er ist Mitinitiator von OPENKITCHEN und Experte im Gesundheit-ins-Essen-Schwindeln.

Gesund essen? Geht doch!

Vielleicht lohnt es sich deshalb, einen näheren Blick auf die Zutaten zu werfen, die uns Tag für Tag auf dem Teller begegnen. Schließlich wollen Sie ja nicht nur Körperfett einschmelzen, sondern sich vielleicht auch ganz gerne ein wenig gesünder ernähren ohne verzichten zu müssen.

Wie könnte man durch kleine Veränderungen, sei es an der Speisen- und Zutatenauswahl, den Rezepten, der Zubereitungsweise oder einfach durch sinnvolle Ergänzungen ein klein wenig bekömmlicher, vitalstoff- und zugleich genussreicher – eben gesünder – essen? Unter diesem Aspekt, nennen wir es der Einfachheit halber »Gesundheit-ins-Essen-Schwindeln«, haben wir auf den folgenden Seiten viele kulinarische Ideen und Gerichte zusammengestellt, die genau dieses Ziel verfolgen: Dass wir uns beim Essen wohlfühlen.

Gesundheit-ins-Essen-Schwindel-Tipps

Eine tolle Hilfe auf Ihrem Weg in ein schlankeres, lustvolles Leben sind die folgenden Schwindeltipps der 10in2-Community, ergänzt durch einige persönliche. Diese stellen keineswegs »Gebote« dar, sondern sind eher augenzwinkernde Vorschläge.

● Das menschliche Gehirn braucht etwa 15 bis 20 Minuten, um bei der Nahrungsaufnahme ein Sättigungsgefühl festzustellen. Die durchschnittliche Verweildauer von Gästen in Fast-Food-Tempeln beträgt hingegen nur 12 Minuten. Nehmen Sie sich für Ihr Essen Zeit. Essen Sie langsam. Wenn das anfänglich schwierig ist, greifen Sie zu Stäbchen. Essen Sie Fast-Food immer schön »slow«. Telefonieren Sie nach jedem dritten Bissen mit Ihrer Mutter.

● Trinken sie gerne Alkohol? Alkohol als Durstlöscher in Kombination mit einer Autofahrt fettet nicht nur das Punktekonto in Flensburg. Versuchen Sie immer die doppelte Menge Wasser wie Alkohol zu trinken, am besten abwechselnd. Mit 10in2 erreichen Sie im Übrigen dieselben persönlichkeitsverändernden Glücksgefühle durch eine geringere Alkoholmenge als vor 10in2. Zumindest bei nüchternem Magen am Nicht-Ess-Tag.

● Kombinieren Sie Fertiggerichte, -saucen, -beilagen immer mit frischem Bio-Gemüse. Schneiden Sie beispielsweise Zucchini oder Champignons in die Fertigtomatensauce. Oder machen Sie diese gleich selbst mit reifen Paradeisern, Zwiebeln, Knoblauch, Kräutern, Gewürzen und einem Stabmixer.

● Essen Sie am besten nach Augenmaß zu jedem Gericht gleich viel Salat oder Gemüse wie Fleisch und Beilagen. Lassen Sie hin und wieder das Gericht zum Salat oder Gemüse einfach weg.

● Folgen Sie der Faustregel: Mehr Fleisch als Erdäpfel, Nudeln & Co. auf dem Teller, dazu ebenso viel Gemüse oder Salat oder mengenmäßig mehr als die Portion Fleisch und die Kohlenhydrate zusammen. Für Ihr T-Bone-Steak besorgen Sie sich am besten einen Extra-Beilagenteller.

● Verzichten Sie auf industrielle Transfette in Fertiggerichten, TK-Pommes oder industriell hergestellten Backwaren. Verwenden sie Pflanzenöle (Olivenöl, Traubenkernöl und andere).

● Verwenden Sie beschichtete Pfannen und sparen Sie so Fett.

● Verzichten Sie auf Milch, Zucker oder Süßstoff im Kaffee. Umgewöhnungsdauer: etwa zwei bis vier Monate. Haben Sie also Geduld!

● Der perfekte Kühlschrankinhalt am Nicht-Ess-Tag besteht aus Licht und Senf. Ist dies aus familiären Gründen nicht möglich oder sollten Sie beispielsweise in einer WG leben und sich eine Küche und einen Kühlschrank teilen müssen, halten Sie eben – so gut es geht – Ihr Kühlschrankfach leer und damit

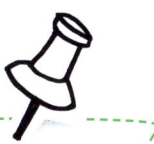

die Verführung klein oder sich selbst am besten gleich fern von ihm.

● Wirklich fett macht uns nur das, was wir am liebsten essen. Erinnern Sie sich an die Lieblingsspeisen Ihrer Kindheit. Kaufen Sie genau das Gegenteil davon.

● Besorgen Sie sich Schokolade, Süßigkeiten und Snacks für zwischendurch zu Fuß. Für Fortgeschrittene: hüpfend, auf einem Bein.

● Verzichten Sie sowohl auf Limonaden als auch Light-Getränke. Die darin enthaltenen Süßstoffe regen den Appetit an und stehen aufgrund ihres Zuckerersatzes Aspartam in der Kritik, Krankheiten wie Krebs zumindest zu begünstigen. Machen Sie die Wasserflasche zu Ihrem ständigen Begleiter. Geben Sie ihr einen Kosenamen.

● Tauschen Sie Weißbrot, wo immer möglich, gegen Vollkorn aus.

● Probieren Sie hin und wieder geräucherten Tofu oder Seitan statt Rind, Schwein & Co.

● Der Idealzustand für Gemüse ist roh und stammt aus Bio-Anbau. Behandeln Sie Ihr Gemüse beim Zubereiten ebenso liebevoll wie Ihren Partner.

● Verwenden Sie Obst und Gemüse lieber ungeschält wegen der Nährstoffe direkt unter der Schale.

● Kochen Sie mit Freunden, entwickeln Sie Freude und Spaß am kulinarischen Weg zum Ziel. Und nehmen Sie alle und jeden, die und den Sie mögen, mit auf Ihre Reise in Ihr neues, schlankes und lustvolles Leben.

Ihre Küche als Gourmettempel

Um Gesundheit ins Essen zu schwindeln, werfen wir einmal einen genaueren Blick auf den Ort, an dem wir die meisten unserer Lebensmittel aufbewahren. Es ist der Ort, den man bei nächtlichen Heißhungerattacken schlaftrunken aufsucht und auch ohne Navi findet. Sie ahnen bereits, wen ich meine? Ganz genau, die Küche.

Vorrat für hungrige Zeiten

In Küchenschränken, Regalen und Kühlfächern bunkert man, was das Herz – Pardon, der Magen! – bei schon leichtem Knurren begehrt. Sind das nun eher Schokoriegel oder eher frisches, knackiges Bio-Gemüse und Kräuterdips? Es ist relativ leicht auszumachen, was besser täte. Es liegt also an unserer Entscheidung, den naturgemäß begrenzten Platz der Küche mit eher frischen und vitalstoffreichen Nahrungsmitteln zu füllen oder eben mit weniger gesunden Appetitmachern.

Besser essen!

Nachdem Sie ab morgen ja nur noch jeden zweiten Tag essen und damit erheblich weniger Geld für Lebensmittel und für Kleidung – denn bei einer erfolgreichen Gewichtsabnahme passen ja auch die alten Jeans wieder – ausgeben müssen, wäre es doch ein gute Idee, das so Ersparte einfach in qualitativ bessere Nahrungsmittel zu investieren. Angefangen bei Ölen über frische Bio-Produkte bis hin zu duftend frischen Kräutern und Gewürzen.

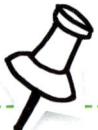

DER RICHTIGE VORRAT

Für die Zutaten der Rezepte auf den nächsten Seiten habe ich eine Liste mit gut haltbaren Nahrungsmitteln zusammengestellt – und solchen, auf die Sie getrost verzichten können. Sie können aber ganz einfach auch zu Fertiggerichten (ohne Zusatzstoffe!) gemogelt werden. Aber am wichtigsten: Sie sind ernährungstechnisch und damit gesundheitlich besonders wertvoll:

- **Für Brot, Pizzateig oder Palatschinken (Pfannkuchen):** Dinkelvollkornmehl oder Dinkelmehl Type 700 bzw. in Deutschland 630 statt Weizenmehl.

- **Für Müsli & Co.:** Haferflocken, Weizenkleie, Leinsamen.

- **Zum Süßen:** getrocknete Steviablätter, Ahornsirup, Rohrzucker oder Honig statt weißer Zucker oder Süßstoff.

- **Für Aufstriche und Eintöpfe:** Rote Linsen, Belugalinsen, weiße Bohnen, Keniabohnen, Kidneybohnen.

- **Für Nudelgerichte:** Vollkornteigwaren statt Hartweizenprodukte.

- **Für Salate oder Joghurtgerichte:** Oliven-, Sonnenblumen-, Raps- und Walnussöl sowie Balsamicoessig.

- **Für Marinaden:** Walnüsse, Paranüsse, Quinoa, Kürbiskerne, Weizenkeime und Leinsamen zum Bestreuen.

- **Für Saucen und zum Dünsten:** Gemüsefond, jedoch kein (!) Pulver, da Sie nur bei selbst gemachtem Fond bezüglich der verwendeten Zutaten auf Nummer sicher gehen können.

- **Zum Würzen:** Salz, Pfeffer aus der Mühle, Kräuter, Piri-Piri-Sauce.

- **In Glas, Dose oder Tube:** Bohnen, Artischockenherzen, Gewürzgurken, ganze Paradeiser (Tomaten), Paradeisermark (Tomatenmark), Senf.

- **Für Gemüsegerichte:** TK-Mischgemüse, frisches Gemüse.

- **Für Müslis und Süßspeisen:** TK-Beerenmischungen oder frische Beeren.

- **Im Kühlschrank:** hochwertige fettarme Milch und Milchprodukte.

Schneller schlank

Wenn Sie nun Ihre Vorräte mit frischen Nahrungsmitteln aufstocken, achten Sie bitte bei Milchprodukten auf die fettärmeren Versionen. Der Unterschied in der Zubereitung macht nur wenig aus, doch in der Summe beschleunigen Sie den Verschlankungsprozess durchaus wirksam. … nicht zu verwechseln mit Light-Produkten! Hier ist dagegen Vorsicht geboten. Zwar enthalten die meisten Light-Produkte weniger Fett, aber an Zucker, Kohlenhydraten oder Zusatzstoffen wird oft nicht gespart. Deshalb darf man nicht grundsätzlich davon ausgehen, dass diese auch kalorienarm und der Gesundheit zuträglich sind.

Der übrige Platz darf dann gerne mit Gemüse- und Obstsorten nach Geschmack und Rezeptvorlieben aufgefüllt werden. Am besten schmecken regionale und saisonal geerntete frische Produkte. Vergessen Sie nur nicht, dass 10in2 Auswirkungen auf die Vorratsmenge und deren Haltbarkeit hat. Schließlich essen Sie nun nur noch jeden zweiten Tag. Nachdem wir nun sicher sein können, im Bedarfsfall eher zu gesunden Lebensmitteln aus unserer Küche zu greifen kommen wir zum nächsten Schwindeltipp:

Auf die Proportionen kommt es an

Würde man einen Burger mit Pommes handlich zerlegen und auf einem Teller verteilen, ließe sich selbst mit ungeschultem Blick erkennen: Das Salatblatt mit Gurke wirkt gegen die Unmenge an Pommes und das mächtige Sesambrötchen ein klein wenig einsam. Sogar das Fleisch spielt nur noch die prominente Nebenrolle. Kann so die gesündeste Zusammensetzung von Fleisch, Beilagen und Salat aussehen? Nicht wirklich.

Wie also könnte die optimale Aufteilung aussehen? Immerhin lassen sich Fleisch und Beilagen nicht so einfach und schon gar nicht per Augenmaß genau in 30 Prozent Eiweiß, 50 Prozent Kohlenhydrate oder 20 Prozent Fett trennen. Trotzdem macht es durchaus Sinn, ein wenig mit dem Auge abzumessen, was und in welcher Menge man auf dem Teller anrichtet. Mathematisch ausgedrückt: Fleisch = größer als die Sättigungsbeilage und beides zusammen = etwa gleich groß wie die Portion Gemüse oder Salat. Gesund Aussehendes darf auf jeden Fall die größte Portion für sich beanspruchen.

Gesunde Zutaten

Dass Sie ab jetzt beim Einkauf Ihrer Lebensmittel verstärkt auf Herkunft und Qualität achten, haben Sie bereits verinnerlicht. Doch nun geht es richtig los. Denn manche Zutaten wirken sogar überaus förderlich auf Gesundheit und Wohlbefinden, andere, na ja, eben weniger. Unser Ziel ist es daher, des Öfteren weniger Wertvolles durch so richtig Gutes zu ersetzen. Und das ist immer dann der Fall, wenn der Geschmack unverfälscht ist.

Jenseits jeder Kalorienaufzählung gibt es Zutaten und Rezepte mit gesundheitsfördernder Wirkung. Deshalb haben wir überall auch auf die sonst üblichen Kalorien- und Nährwertangaben verzichtet. Fröhliches Probieren!

Frühstücksrezepte

Beerenmüsli

Für 1 Portion 5 Min. Zubereitung

2–4 EL Haferflocken
2–4 EL frische Beeren (alternativ auch TK,
    dann über Nacht auftauen)
100 g Erdbeeren (oder Banane)
180 g Joghurt (0,1 % Fett)
1 TL geriebene Steviablätter oder
    1 EL Ahornsirup
1–2 EL Leinsamen

1 Haferflocken kurz mit 125 ml heißem Wasser überbrühen, ca. 2 Min. ziehen und erkalten lassen.

2 Beeren waschen, putzen und klein würfeln. Das Obst zu den Haferflocken geben, Joghurt darunterrühren und alles nach Geschmack süßen. Zum Schluss den Leinsamen darüberstreuen.

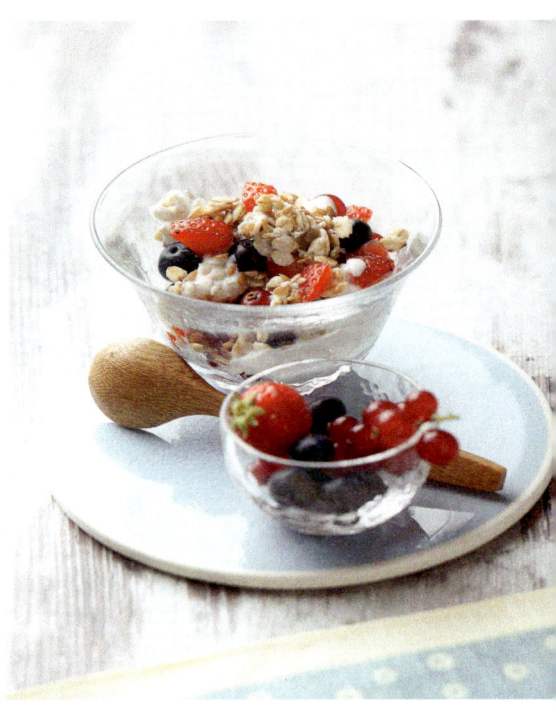

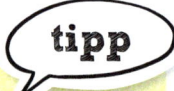

GESUNDE SÜSSE

Im Gegensatz zu Honig oder Zucker sind getrocknete Steviablätter sehr gut für Diabetiker geeignet. Der süße Geschmack der Steviablätter kommt durch Steviolglykoside zustande. Durch ihre besondere Biochemie belasten Sie den Blutzuckerspiegel nicht. Sie sind der gesunde Zuckerersatz für Getränke und Süßspeisen.

Apfel-Haferbrei

Für 1 Portion 5 Min. Zubereitung
12 Std. Einweichzeit

2–4 EL Haferflocken
2 EL Weizenkleie
2–3 EL Milch
1 Apfel / 1 TL Zitronensaft
2 EL Paranüsse
200 g griechisches Joghurt
1 EL Weizenkeimlinge
Ahornsirup

1 Haferflocken und Weizenkleie in Milch einweichen und über Nacht kalt stellen.

2 Morgens den Apfel waschen, fein reiben, in eine Schüssel geben und mit Zitronensaft mischen. Paranüsse grob hacken und ohne Fett in einer Pfanne bei mittlerer Hitze und unter Schwenken rösten, bis sie bräunlich sind. Getreide und Joghurt darunterrühren. Mit Paranüssen und Weizenkeimlingen bestreuen. Nach Belieben mit Stevia oder Ahornsirup süßen.

Weizenkeime

Für ca. 200 Gramm 12 Std. Quellzeit 2 Tage Keimzeit

100 g keimfähige Weizenkörner
destilliertes Wasser

1 Keimfähige Weizenkörner gründlich waschen. Im Wasser 12 Std. quellen lassen. Das Wasser abgießen und die Körner auf einem Teller möglichst breit auslegen (kein Metallbehältnis!) und dunkel und kühl lagern. Auch ein feuchtes Küchenpapier, das man mehrmals täglich wechselt, ist dafür geeignet.

2 2 Mal täglich mit lauwarmem Wasser durchspülen. Nach 3 Tagen sollten die Keimlinge ebenso lang wie die Körner und damit genussfähig sein.

3 Gekühlt und trocken lagern. Am besten innerhalb von 2 Ess-Tagen für Müslis, Salate oder Beilagen aufbrauchen.

Schwindeltipp

FÜR EINEN GUTEN TAGESSTART

Weizenkleie, Äpfel und Weizenkeimlinge sind reich an Folsäure, die wir über die Nahrung zuführen müssen, da die Speicherkapazitäten für dieses Vitamin begrenzt sind. Folsäure (Folat) fördert die Bildung von roten Blutkörperchen und Schleimhautzellen. Außerdem hilft sie beim Aufbau der Erbsubstanzen (DNA/RNA) sowie beim Eiweißstoffwechsel. In Weizenkeimen steckt außerdem reichlich immunschützendes Spermidin und Vitamin E.

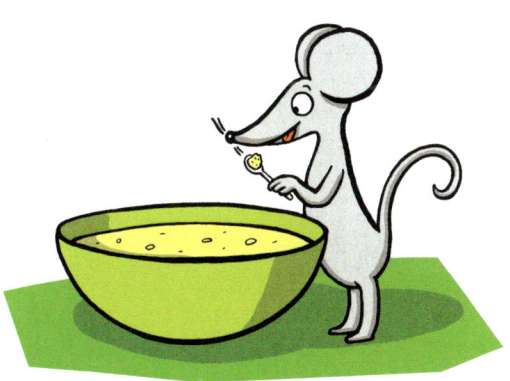

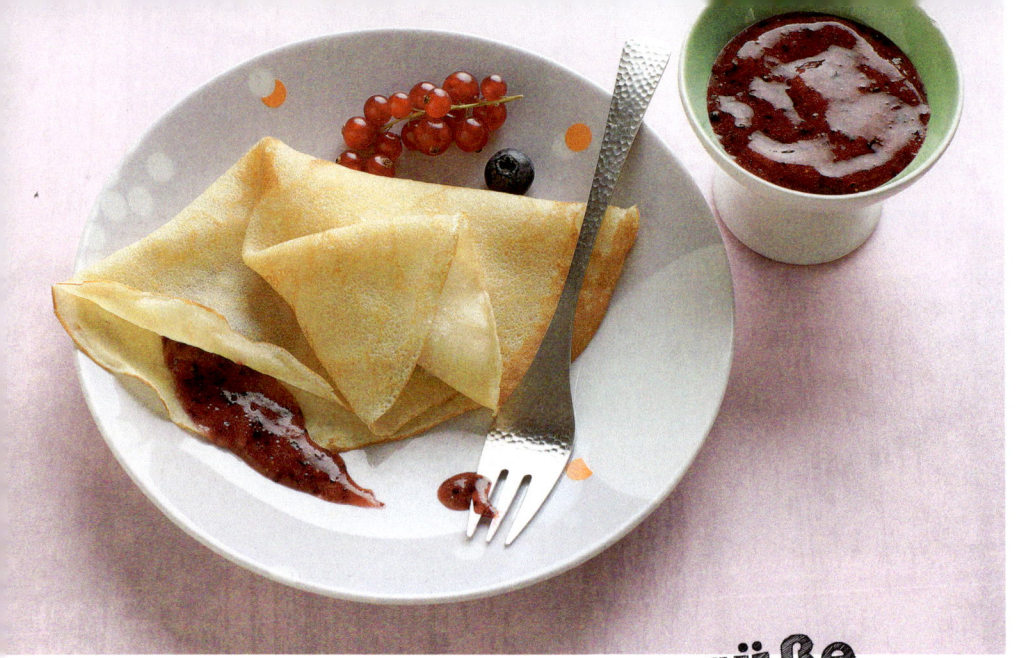

Palatschinken mit Fruchtmark

Für 4 Stück 15 Min. Zubereitung

2–4 EL Beeren (auch TK, dann über Nacht
auftauen)
1 TL geriebene Steviablätter nach
Geschmack oder 1 EL Ahornsirup
oder Honig
1 Ei
220 ml Milch
1 Prise Salz
120 g Dinkelmehl (Type 700/630)
4 TL Sonnenblumenöl

1 Für das Fruchtmark Beeren waschen und putzen; dann ohne Flüssigkeit in einem hohen Gefäß mit dem Stabmixer pürieren. Mit Stevia, Ahornsirup oder Honig süßen und vermengen.

2 Für die Palatschinken (Pfannkuchen) in einer Schüssel Ei, Milch und Salz mit dem Schneebesen mixen. Mehl unterheben und glatt rühren.

3 1 TL Öl pro Palatschinken in der Pfanne erhitzen. 1 Portion Teig in die Pfanne einlaufen lassen und die Pfanne schräg kreisen, sodass sich der Teig dünn und gleichmäßig verteilt. In ca. 2 Min. leicht knusprig braun backen, wenden und in ca. 1 Min. fertig backen. Zum Servieren mit dem Fruchtmark bestreichen und nach Belieben einrollen oder zweimal falten und als Dreieck anrichten.

süße Früchtchen

Ananasmuffins

**Für 12 Stück 10 Min. Zubereitung
35 Min. Backzeit**

*¼ Ananasfrucht
250 g Dinkelvollkornmehl
1 TL Backpulver
4 Eier
125 ml Wasser
125 ml Rapsöl
Ahornsirup nach Geschmack
Saft und Abrieb von ½ Bio-Zitrone
Muffinform (beschichtet)
12 Papierförmchen*

1 Den Backofen auf 160° vorheizen. Ananas vierteln, schälen und den Strunk herausschneiden. Das Fruchtfleisch fein würfeln. In einer großen Schüssel Mehl, Backpulver, Eier, Wasser, Öl, Ahornsirup, Zitronensaft und Abrieb mit den Quirlen des Rührgeräts zu einem glatten Teig verarbeiten. Eine Muffinform mit Papierförmchen auslegen und den Teig einfüllen.

Schwindeltipp

Ananas fördert alle Stoffwechselprozesse. Das liegt daran, dass sie viele Ballaststoffe sowie besondere Verdauungsenzyme (wie das entwässernd wirkende Bromelain) enthält.

tipp

LÖFFELPROBE

Ob der Teig die richtige Konsistenz hat, stellen Sie so fest: Tunken Sie einen Suppenlöffel in den Teig und ziehen ihn dann wieder heraus. Der Teig sollte in Fäden abrinnen und erst gegen Ende ein wenig tropfen.

2 Ananaswürfel darüberstreuen und leicht in den Teig drücken. Im Ofen (mittlere Schiene) in ca. 35 Min. goldbraun backen.

Variante: Die Muffins können Sie auch mit Beerenobst oder Cranberrys backen.

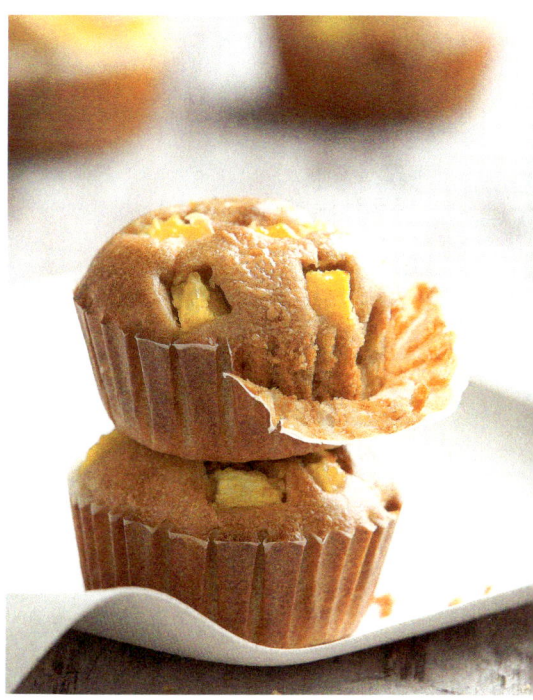

Pikanter Bohnenaufstrich

Für 10 Portionen (300 g)
5 Min. Zubereitung

130 g Gewürzgurken (Glas)
250 g Kidneybohnen (Dose, Abtropf-
    gewicht)
1 EL Paradeisermark (Tomatenmark)
1 EL Olivenöl
½ TL Piri-Piri-Sauce (Glas) oder Chili-
    pulver
Salz, Pfeffer aus der Mühle
Weizenkeime (siehe Seite 113)

1 Gurken grob schneiden. Mit allen anderen Zutaten in ein hohes Gefäß geben und mit dem Stabmixer pürieren. Piri-Piri nach Belieben zugeben, salzen und pfeffern; kalt stellen.

2 1 Scheibe Brot mit 2 EL Aufstrich bestreichen und mit 1 EL Weizenkeimlingen bestreuen.

3 Den restlichen Aufstrich in ein Schraubglas füllen. Er ist im Kühlschrank ca. 7 Tage haltbar.

Variante: Ofen auf 180° Oberhitze vorheizen. 1 Scheibe Brot mit dem Aufstrich bestreichen. Weizenkeime und Quinoa darüberstreuen. Mit fettarmen Emmentaler- oder Mozzarella-Scheiben belegen. Im Ofen in ca. 7 Min. backen, bis der Käse knusprig braun ist.

Quinoa-Avocado-Aufstrich

Für 8 Portionen (250 g)
10 Min. Zubereitung
25 Min. Quellzeit

½ TL Gemüsebrühe
3 EL Quinoa
1 reife Avocado
½ Knoblauchzehe
Salz, Pfeffer aus der Mühle
2 TL Sauerrahm (saure Sahne)

1 In einem kleinen Topf Gemüsebrühe erhitzen, Quinoa einstreuen und kurz aufkochen. Zugedeckt 20–30 Min. quellen lassen. Auf einem Sieb kalt abspülen.

2 Die Avocado schälen, entkernen und das Fruchtfleisch grob würfeln. Knoblauch abziehen und fein hacken. Zusammen mit Salz und Pfeffer in ein hohes Gefäß geben und mit dem Stabmixer cremig pürieren. Sauerrahm einrühren und Quinoa daruntermischen.

3 1 Scheibe Brot mit 2 EL Aufstrich bestreichen. Den restlichen Aufstrich in ein Schraubglas füllen. Er ist im Kühlschrank ca. 7 Tage haltbar.

Variante: 1 Scheibe Brot großzügig mit dem Aufstrich bestreichen. 1 Avocado schälen, entkernen und das Fruchtfleisch in dünne Scheiben schneiden. Mit etwas Zitronensaft beträufeln. Gefächert aufs Brot legen und Parmesan darüberhobeln. Weizenkeime und Quinoa darüberstreuen.

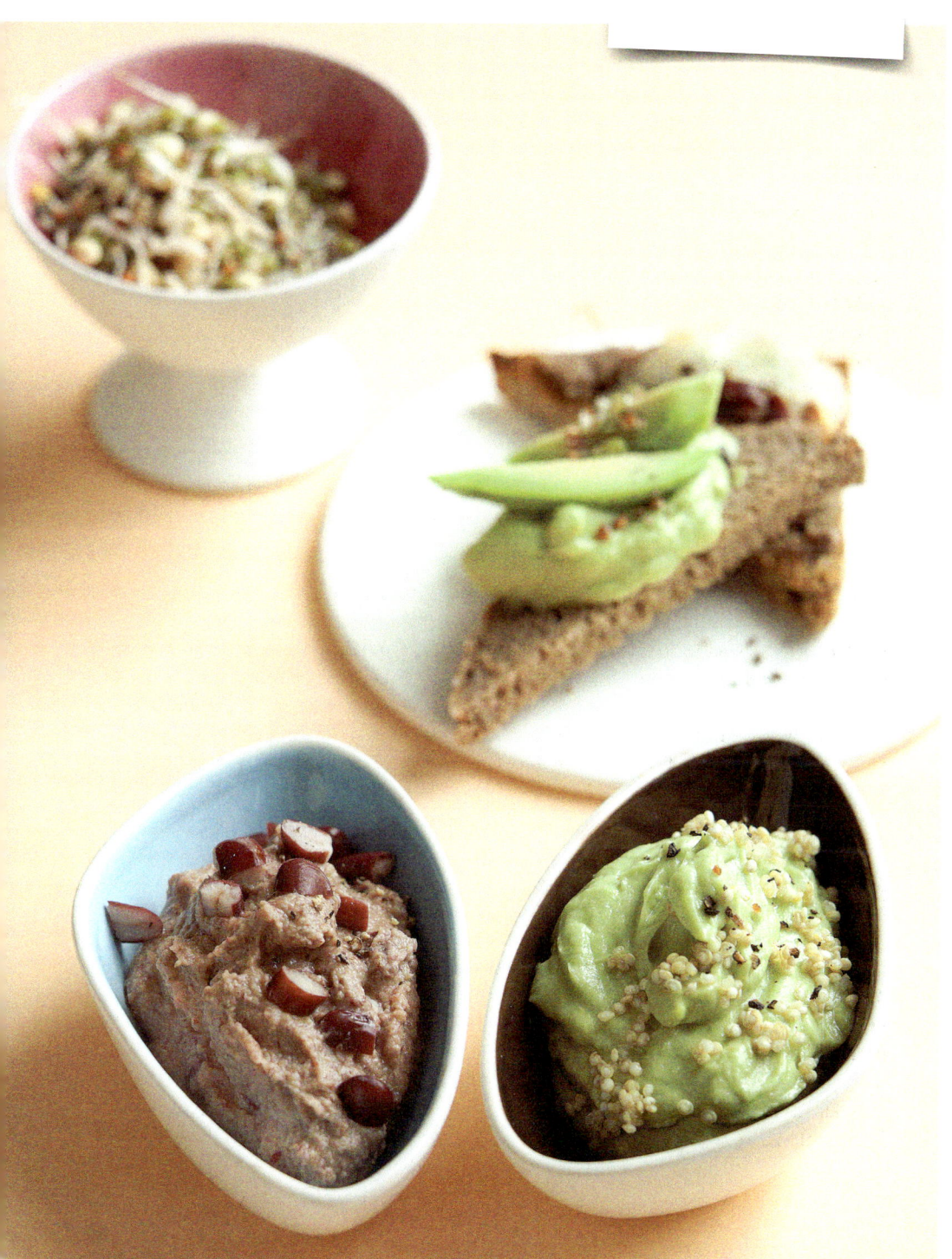

Eierspeise mit Kürbiskernen

Für 1 Portion 15 Min. Zubereitung

1 EL Kürbiskerne
Salz
½ Bund Schnittlauch
3 Eier
2 EL Kürbiskernöl
Pfeffer aus der Mühle

1 Kürbiskerne bei mittlerer Hitze ohne Fett ca. 6–8 Min. in einer Pfanne rösten, bis alle aufgeplatzt sind. Etwas salzen und vom Herd ziehen. Schnittlauch waschen, trocken schütteln und fein schneiden.

2 In einer Schüssel Eier mit einem Esslöffel leicht verquirlen. Bei mittlerer Hitze in eine beschichtete Pfanne einlaufen lassen, das Kürbiskernöl darübergeben und mit 1 Löffel den leicht stockenden Rand immer wieder zur Mitte schieben, bis die Eiermasse in der Mitte halbweich und unten leicht gebräunt ist. Mit Salz und Pfeffer würzen und der unteren Seite nach oben auf einem Teller anrichten. Mit gerösteten Kürbiskernen und dem Schnittlauch bestreuen.

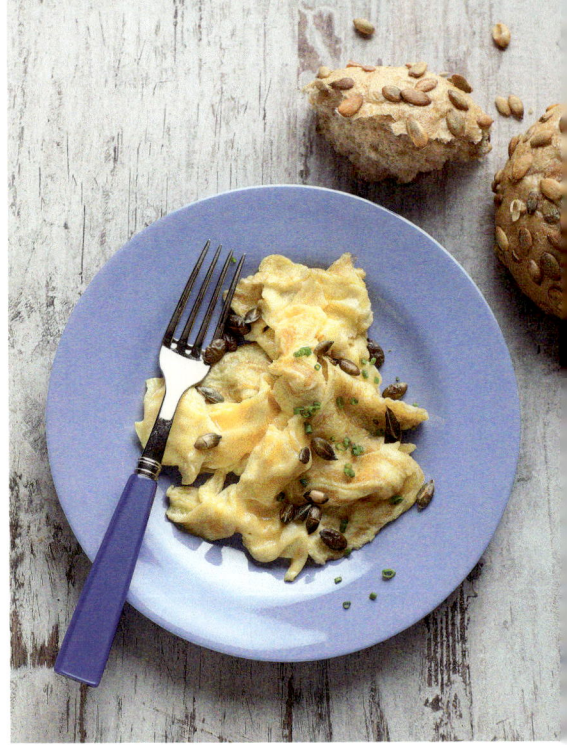

lecker lecker

Variante: 1 Paradeiser waschen, den Stielansatz entfernen und heiß überbrühen. 1 Min. in eiskaltes Wasser legen, dann häuten, vierteln, mit einem Löffel entkernen und das Fruchtfleisch klein würfeln. Über die Eierspeise streuen.

Gerdas Powerkekse

Für 10–12 Stück 10 Min. Zubereitung 20 Min. Backzeit

½ Bio-Zitrone
50 g Butter
1 Ei
100 g Rohrzucker
50 g Dinkelmehl (Type 700/630)
½ Prise Salz
80 g Haferflocken
30 g Weizenkleie
20 g Weizenkeime
125 g Rosinen (oder Trockenobst)
Backpapier

1 Den Ofen auf 180° vorheizen. Die Zitrone heiß waschen, abtrocknen und mit dem Zestenreißer oder dem Sparschäler die gelbe Haut in dünnen Streifen abziehen.

2 Die zimmerwarme Butter würfeln und in einer großen Schüssel mit den Quirlen des Handrührgeräts glatt rühren. Das Ei schaumig daruntermixen. Zucker, Mehl, Salz, Zitronenabrieb, Haferflocken, Weizenkleie, Weizenkeime und Rosinen dazugeben und gut durchmischen.

3 Den Teig mit 1 EL portionieren und kleine, knapp 1 cm hohe Taler formen und auf ein mit Backpapier ausgelegtes Backblech platzieren. Im Ofen (mittlere Schiene) in ca. 20 Min. knusprig backen.

Variante: Statt mit Rosinen können Sie die Kekse auch mit klein geschnittenem Dörrobst (z. B. Apfelringe, Zwetschgen, Marillen) verfeinern. Oder Sie nehmen frische Marillen, dann werden die Kekse allerdings saftiger und weicher.

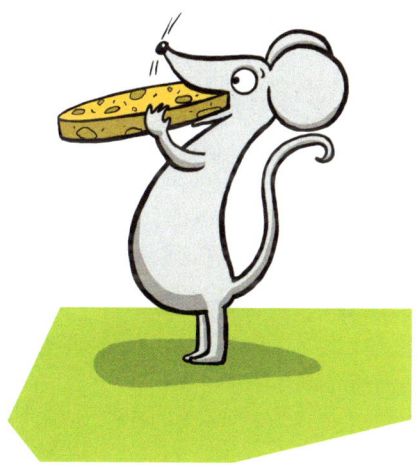

tipp

FRÜHSTÜCKSSNACK

Diese Kekse, die eines unserer 10in2-Mitglieder kreiert hat, sind ein leckeres kleines Frühstück zum Kaffee und ideal zum Mitnehmen für unterwegs.

Hauptgerichte mit Fleisch

Hendlbrustfilet mit Nusspanade

Für 1 Portion 20 Min. Zubereitung

2 EL Dinkelmehl
180–200 g Hendlbrustfilet
Salz, Pfeffer aus der Mühle
125 ml Milch
1 Ei
1 EL gehackte Nüsse und Samen
je 1 EL Weizenkleie und Semmelbrösel
5 EL Butterschmalz (oder Sonnenblumenöl)
1 Scheibe von 1 Bio-Zitrone

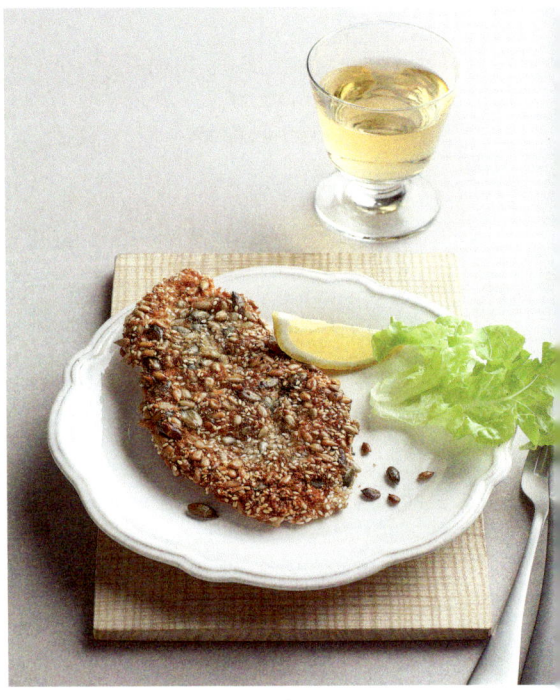

1 Das Mehl in einen tiefen Teller streuen. Filet auf einem Brett mit einem Fleischklopfer flach klopfen, salzen, pfeffern und in Mehl wenden. In einem tiefen Teller Milch und Ei verquirlen. In einem dritten Teller Nüsse, Kleie und Semmelbrösel mischen. Schnitzel in der Eiermilch und dann in der Nussmischung wenden.

2 Fett in einer Pfanne erhitzen und das Schnitzel in ca. 5 Min. bei mittlerer Hitze goldbraun backen. Wenden und in ca. 4 Min. fertig braten. Die Pfanne dabei öfter sachte bewegen, damit die Panade gleichmäßig knusprig wird. Auf Küchenpapier entfetten und mit Zitrone garnieren.

Hierzu passt: Erdäpfelsalat (ohne Shrimps) von Seite 140.

Schwindeltipp

Weizenkleie ist eine ausgezeichnete Magnesium- und Kaliumquelle und wirkt stoffwechselanregend. Sie schmeckt in Panaden ebenso gut wie im Morgenmüsli.

Erdäpfel mit Hendl und Gurkenrahm

**Für 1 Portion 25 Min. Zubereitung
45 Min. Garzeit**

*2 mittelgroße mehligkochende Erdäpfel
  (Kartoffeln)
1 kleiner Zweig Rosmarin
½ Salatgurke
1 EL Salz, Pfeffer aus der Mühle
je 2 Stängel Kerbel, Schnittlauch, Petersilie
1 kleine Knoblauchzehe
250 g Sauerrahm (saure Sahne)
120–140 g Hendlbrustfilet (Hähnchen-
  brustfilet)
1–2 EL Dinkelmehl
2 EL Olivenöl
1 Prise Muskatnuss
Alufolie*

1 Den Backofen auf 200° vorheizen. Erdäpfel waschen und abtrocknen. Rosmarin waschen und trocken schütteln. Mit
je 1 Erdapfel in Alufolie (glänzender Teil
nach innen) wickeln. Auf mittlerer Schiene ca. 45 Min. backen. Mit einer Gabel
testen, ob er innen weich ist.

2 Gurke waschen, ungeschält klein würfeln, salzen und auf einem Sieb abtropfen
lassen. Nach 10 Min. mit den Händen
gut auspressen. Kräuter waschen, trocken schütteln, abzupfen und fein hacken.
1 EL Kerbel zum Garnieren beiseitestellen.

3 Knoblauch abziehen und fein würfeln.
In einer Schüssel Sauerrahm, Kräuter,
Gurkenwürfel und Knoblauch gut durch-

mischen. Mit Salz und Pfeffer abschmecken und 10 Min. kalt stellen.

4 Fleisch in Streifen schneiden, salzen und
pfeffern. In Dinkelmehl wenden und ab-
schütteln. Öl in einer Pfanne erhitzen und
die Hähnchenstreifen darin bei mittlerer
Hitze in 6–8 Min. rundum kross anbraten.

5 Die Erdäpfel aus der Alufolie nehmen
oder einfach in der Folie bis zur Mitte
einschneiden und mit 2 EL auseinander-
drücken. Mit Salz, Pfeffer und Muskatnuss
würzen. Kräuter-Gurkenrahm einfüllen
und den Rest daneben anrichten. Anschließend mit den Geflügelstreifen belegen und mit Kerbel garnieren.

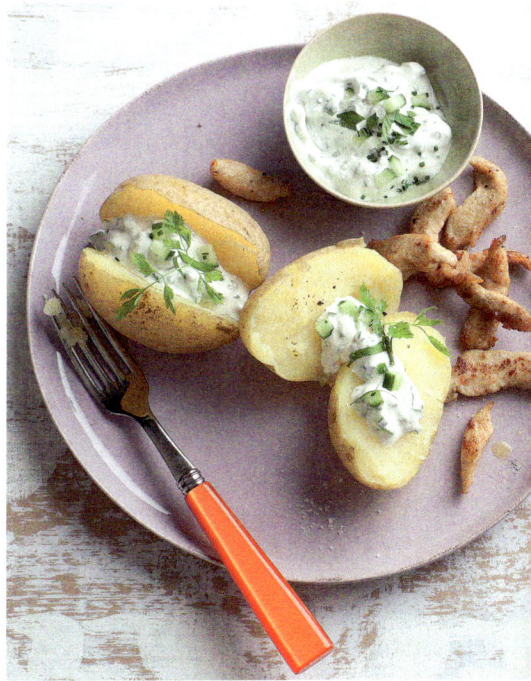

Spaghetti mit Gemüsebolognese

Für 1 Portion 25 Min. Zubereitung

60 g Faschiertes (Hackfleisch vom Rind)
Salz, Pfeffer aus der Mühle
je 1 Prise Majoran und Oregano
1 Möhre
½ Zucchino
120 g Paradeiser (Tomaten)
1 ½ TL Olivenöl
200 ml Gemüsesuppe oder Wasser
70 g Vollkornspaghetti
Emmentaler oder Parmesan (gerieben)

1 Faschiertes mit Salz, Pfeffer, Majoran und Oregano würzen. Möhre waschen, schälen und klein würfeln. Zucchino waschen, putzen und klein würfeln. Paradeiser waschen, von Stielansätzen befreien und grob schneiden.

2 1 TL Öl in einer Pfanne erhitzen und das Faschierte mit Möhren- und Zucchinowürfeln anrösten. Paradeiserstücke zugeben, mit Gemüsesuppe bedecken und 10 Min. abgedeckt bei mittlerer Hitze köcheln. Deckel abnehmen und bei schwacher Hitze dicklich einkochen. Mit Salz und Pfeffer würzen.

3 In einem großen Topf reichlich Salzwasser erhitzen. ½ TL Olivenöl zugeben und die Spaghetti darin bissfest garen. Heiß auf einem Sieb abspülen, um die Stärke abzulösen, und mit der Sauce anrichten. Käse nach Geschmack darüberstreuen.

Schweinefilet auf Erdäpfel-Soja-Gemüse

Für 1 Portion 30 Min. Zubereitung

200 g Schweinefilet
Salz, Pfeffer aus der Mühle
2 EL Weizenkleie
4 EL Olivenöl
½ kleine Zwiebel
100 g festkochende Erdäpfel (Kartoffeln)
150 g Sojasprossen
1 EL Honig
1 EL Balsamicoessig

1 Backofen auf 80° vorheizen. Schweinefilet in 3 gleich große Medaillons schneiden. Mit dem Messerrücken ca. 1 cm dick flach drücken, salzen und pfeffern. Weizenkleie in einen Teller streuen und die Medaillons darin beidseitig andrücken. 2 EL Öl in einer Pfanne erhitzen. Das Fleisch in ca. 4–5 Min. rundum braten und im Ofen 10–15 Min. fertig garen.

2 Zwiebel abziehen und fein würfeln. Erdäpfel waschen und mit Schale klein würfeln. 2 EL Öl in einer Pfanne erhitzen und die Erdäpfelwürfel darin bei mittlerer Hitze ca. 8 Min. braten. Zwiebel dazugeben und ca. 2 Min. weiterrösten. Sprossen unterrühren und bissfest einkochen. Mit Salz und Pfeffer würzen und auf einem Teller anrichten.

3 1 EL Honig in einer Pfanne erhitzen, Essig einrühren und mit Pfeffer würzen. Die Medaillons mit Bratensaft einlegen und auf dem Gemüse anrichten.

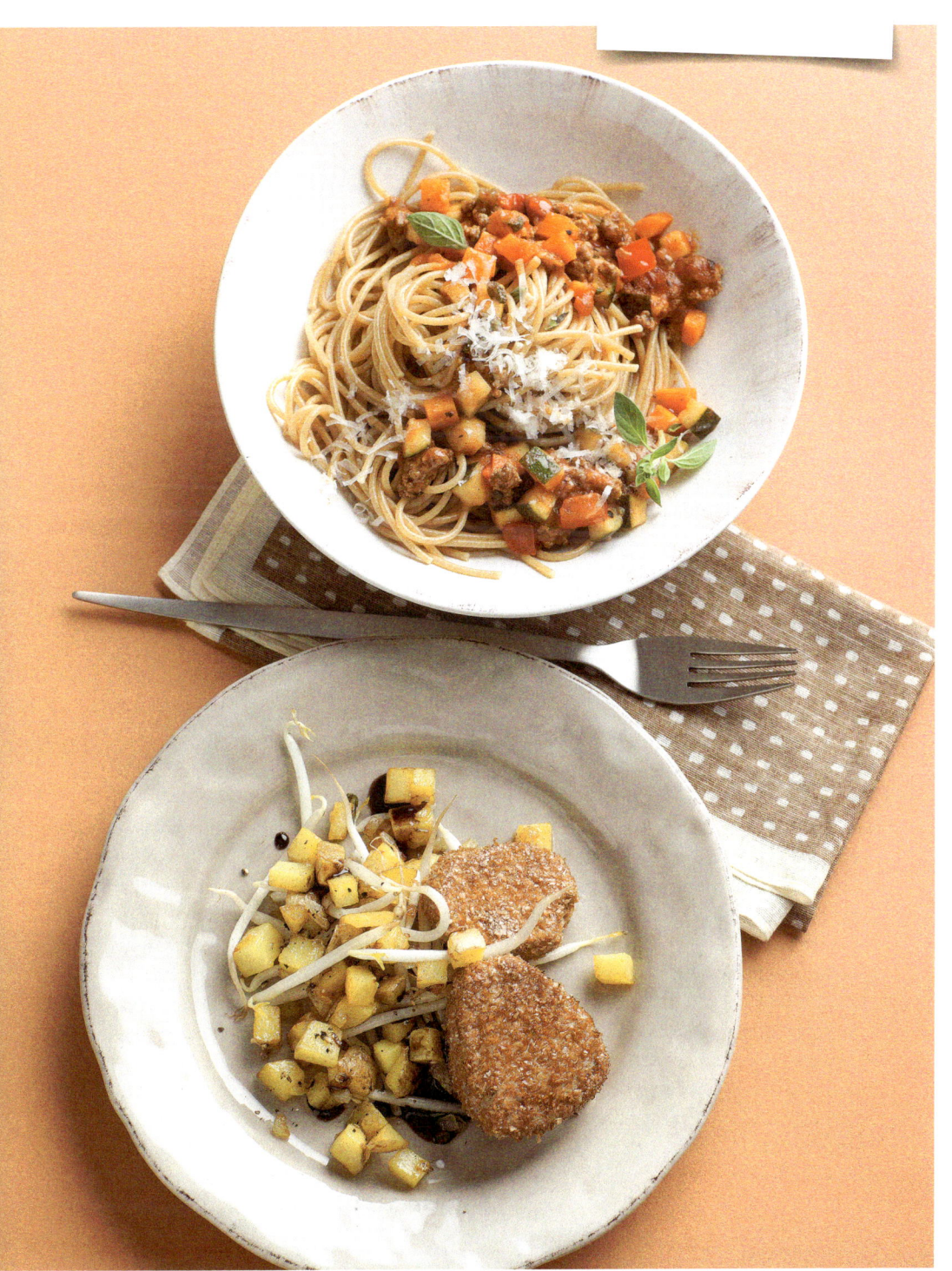

Schweinefilet mit Kraut und Knödln

**Für 2 Portionen 20 Min. Zubereitung
90 Min. Garzeit**

*1 Zwiebel / 4 EL Butterschmalz
500 g rohes Sauerkraut / 130 ml Gemüsesuppe / 2 Knoblauchzehen / 1 Lorbeerblatt
6 Wacholderbeeren / Salz, Pfeffer aus der
Mühle / 250 g vorgekochte mehligkochende
Erdäpfel (Kartoffeln) / 35 g Weizengrieß
40 g Dinkelmehl (Type 700/630) / 1 Prise
Muskatnuss / 1 Eigelb / 1 EL Sonnenblumenöl / ½ Bund Schnittlauch / 2 Thymi-
anzweige / 1 Rosmarinzweig / je 2 Stängel
glatte Petersilie und Koriander
160–200 g Schweinefilet (pro Portion)
Alufolie*

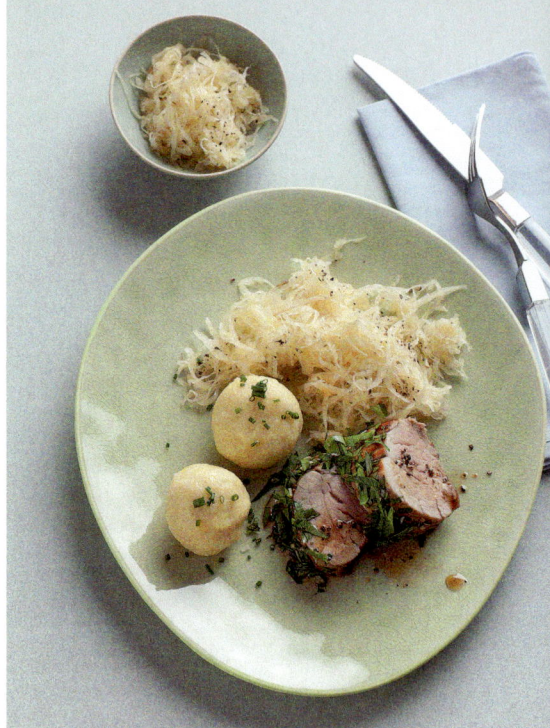

1 Für das Kraut die Zwiebel abziehen
und klein würfeln. 1–2 EL Butterschmalz
in einer Pfanne bei mittlerer Hitze schmelzen und die Zwiebel darin hell anbraten.
Das Kraut zugeben und mit Suppe aufgießen. 1 Knoblauchzehe und die Wacholderbeeren in 1 Teefilter geben und einlegen.
Salzen, pfeffern und bei schwacher Hitze
unter Rühren in ca. 90 Min. weich dünsten.

2 Für die Knödl die Erdäpfel pellen
und durch eine Kartoffelpresse drücken.
Mit Weizengrieß, Mehl, Muskatnuss und
1 TL Salz vermischen. Eigelb und Öl zugeben und alles schnell zu einem Teig verarbeiten. In einem großen Topf reichlich
Salzwasser zum Kochen bringen. 4 Knödl
formen und bei schwacher Hitze ca.
12 Min. ziehen lassen, bis sie aufsteigen.

Schnittlauch waschen, trocken schütteln
und klein schneiden.

3 1 Knoblauchzehe abziehen und fein
würfeln. Kräuter waschen, trocken schütteln, abzupfen und die Blättchen fein
schneiden. Fleisch salzen und pfeffern.
2 EL Butterschmalz in einer Pfanne erhitzen und das Filet darin in je 2 Min. bei mittlerer Hitze beidseitig anbraten. Den Ofen
auf 160° vorheizen. Fleisch herausnehmen,
mit Kräutern bestreuen und in Alufolie ein-
wickeln. Im Ofen in ca. 15–20 Min. garen.

4 Kraut und Knödl auf einem Teller anrichten; das Filet leicht schräg in Scheiben schneiden und mit dem Saft aus der
Folie übergießen. Knödl mit Schnittlauch
bestreuen. Die zweite Portion kalt stellen
oder einfrieren.

Tafelspitz mit Laiberln und Apfelkren

**Für 2 Portionen 25 Min. Zubereitung
60 Min. Garzeit**

*5 EL Sonnenblumenöl / ½ Zwiebel
450 g Tafelspitz / 6 schwarze Pfefferkörner
1 kleiner Stängel Liebstöckel / je 50–80 g
Möhren / ¼ Stange Lauch / ca. 200 g festkochende Erdäpfel (Kartoffeln) / ½ rote
Zwiebel / 1 Prise Muskatnuss / 1 EL Majoran / 1 Prise Kümmelpulver / Salz, Pfeffer
aus der Mühle / ½ Apfel / ½ TL Saft von
1 Bio-Zitrone / 2 cm Kren (Meerrettich)
1 Bund Schnittlauch*

1 1 EL Öl in einer Pfanne erhitzen. Die
Zwiebel darin ungeschält auf der Schnitt-
fläche in 5 Min. braun rösten. Das dient

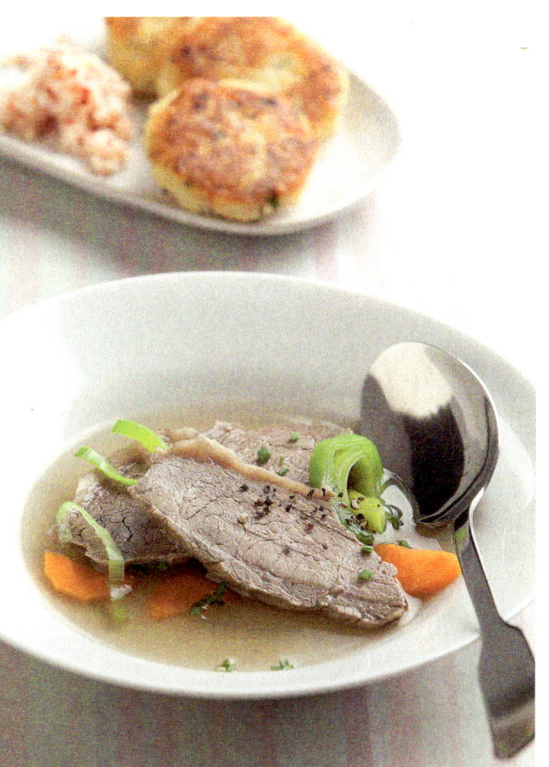

der Färbung der Suppe. In einem großen
Topf 1 Liter Wasser zum Kochen bringen.
Fleisch abspülen und einlegen. Bei schwacher Hitze köcheln; Schaum mit einer
Kelle abschöpfen. Pfefferkörner, Röstzwie-
bel und Liebstöckel dazugeben. Das Gemüse waschen und putzen und im Ganzen
nach ca. 30 Min. einlegen.

2 Inzwischen Erdäpfel ungeschält in
etwas Wasser in ca. 20 Min. weich garen
und pellen. Zwiebel abziehen und klein
würfeln. 1 EL Öl in einer Pfanne erhitzen
und die Zwiebel darin in 3 Min. bei mittlerer Hitze glasig anbraten. Erdäpfel mit der
Hand grob zerdrücken. Mit Muskat, Majoran, Kümmel, Salz und Pfeffer mischen.
Zwiebelwürfel unterheben. Runde Laiberl
formen und ca. 2 cm dick zusammendrü-
cken. 3 EL Öl in einer Pfanne erhitzen und
die Laiberl darin bei mittlerer Hitze in ca.
10 Min. rundum braten.

3 Apfel abwaschen und auf einer Reibe
fein reiben. Mit Zitronensaft beträufeln.
Meerrettich schälen, reiben und mit dem
geriebenen Apfel vermengen.

4 Nach ca. 1 Std. das Fleisch und das
Gemüse aus der Suppe heben. Die Brühe
durch ein sauberes, in ein Sieb eingelegtes
Tuch gießen. Salzen und pfeffern. Schnittlauch waschen, trocken schütteln und fein
schneiden. Das Fleisch gegen den Faser-
lauf ebenso wie das Gemüse in fingerdicke
Scheiben schneiden. In einem tiefen Teller
mit etwas Suppe, Gemüse und Schnittlauch anrichten. Dazu Erdäpfellaiberl und
Apfel servieren.

Steak mit Brokkoli

Für 1 Porton 25 Min. Zubereitung

200 g Beiriedschnitte (Rumpsteak)
Salz, Pfeffer aus der Mühle
1 EL Sonnenblumenöl
1 EL Paradeisermark (Tomatenmark)
40 ml Weinbrand oder Cognac
40 ml Gemüsesuppe
200 g Brokkoli
1 Prise Muskatnuss
1 Stängel Estragon

1 Die Beiriedschnitte 60 Min. vor der Zubereitung aus dem Kühlschrank holen und mit Küchenpapier zudecken.

2 Fleisch abspülen und trocken tupfen, mit Salz und Pfeffer würzen. Öl in der Pfanne erhitzen und das Steak auf jeder Seite bei starker Hitze ca. 2 Min. scharf anbraten. Paradeisermark einrühren und mit Weinbrand ablöschen. Mit Suppe aufgießen. Pfanne zur Seite ziehen und das Fleisch ca. 20 Min. ruhen lassen.

3 Inzwischen Brokkoli waschen und den dicken Stängel abschneiden, so dass der obere Teil ganz bleibt. Die dünneren Stiele kreuzweise einschneiden. Fond in einem Topf aufkochen und Brokkoli darin in 6–7 Min. bissfest garen. Kurz abschrecken, um Farbe und Vitamine zu erhalten. Mit Muskat würzen und anrichten.

4 Estragon waschen, trockenschütteln und abzupfen. Fleisch in der Sauce 3–5 Min. erhitzen. Estragon einlegen und dicklich einkochen. Salzen, pfeffern. Steak, Wedges und Brokkoli anrichten und mit Bratensud beträufeln.

Erdäpfel-Wedges

Für 1 Portion 10 Min. Zubereitung
60 Min. Garzeit

200 g festkochende Erdäpfel (Kartoffeln)
2 El Olivenöl
1 kleiner Zweig Rosmarin
Salz

1 Den Ofen auf 220° vorheizen. Erdäpfel gut abwaschen und abtrocknen. Nach Belieben schälen und längs in Spalten schneiden, mit dem Öl mischen und locker auf Backpapier verteilen. Im Ofen in ca. 60 Min. (mittlere Schiene) backen.

2 Rosmarin waschen, trocken schütteln, abzupfen und klein schneiden. Die goldbraunen Wedges mit Rosmarin mischen. Weitere 5 Min. im Ofen backen. Salzen und servieren.

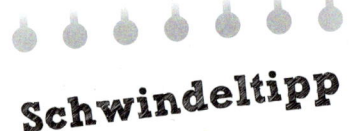

Schwindeltipp

NATURSAFT STATT SAHNE
Durch den Einsatz des Bratensuds statt Sahnesauce, in Kombination mit der verdauungsanregenden Wirkung von Estragon erspart man sich einige Kalorien.

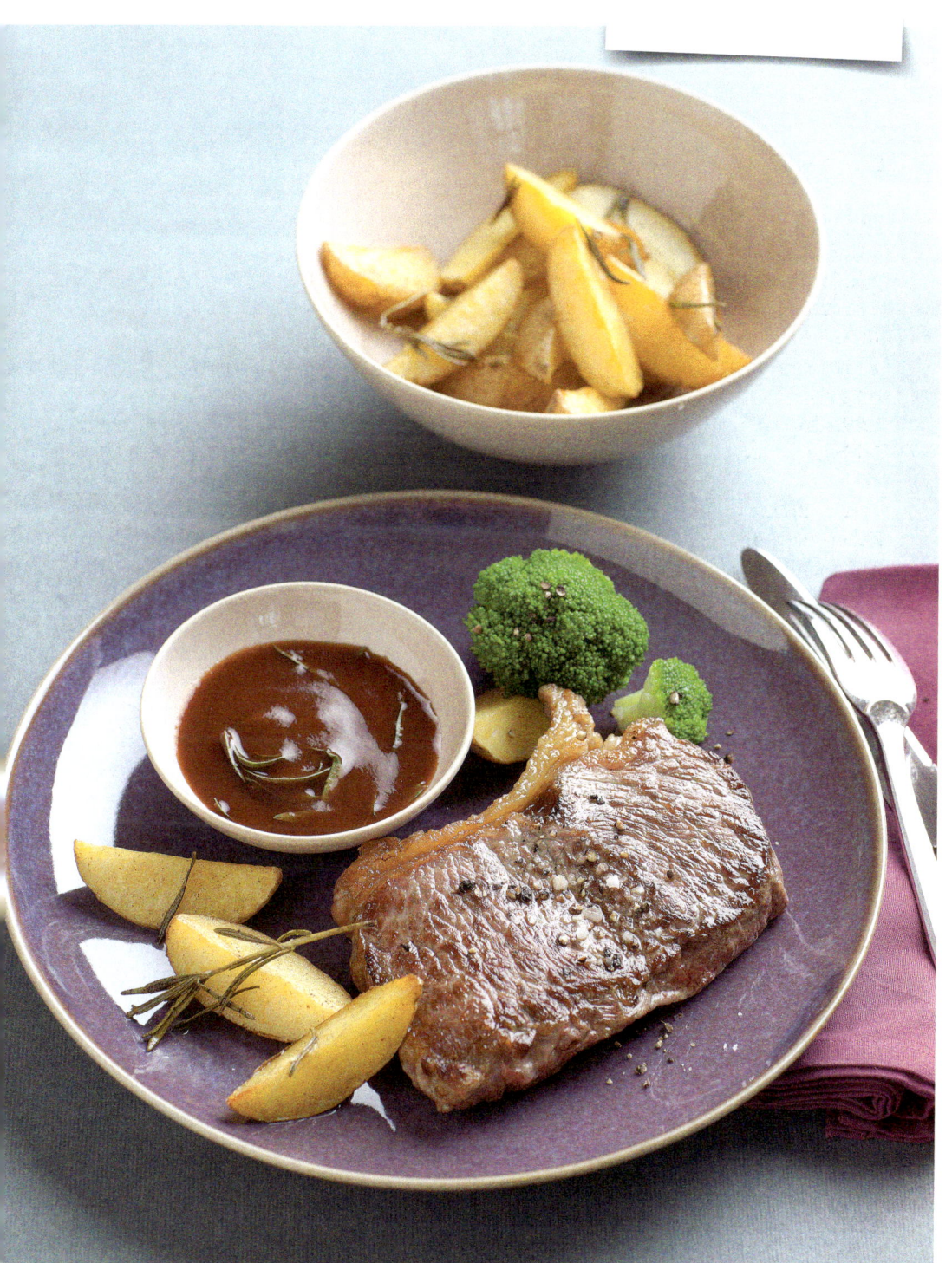

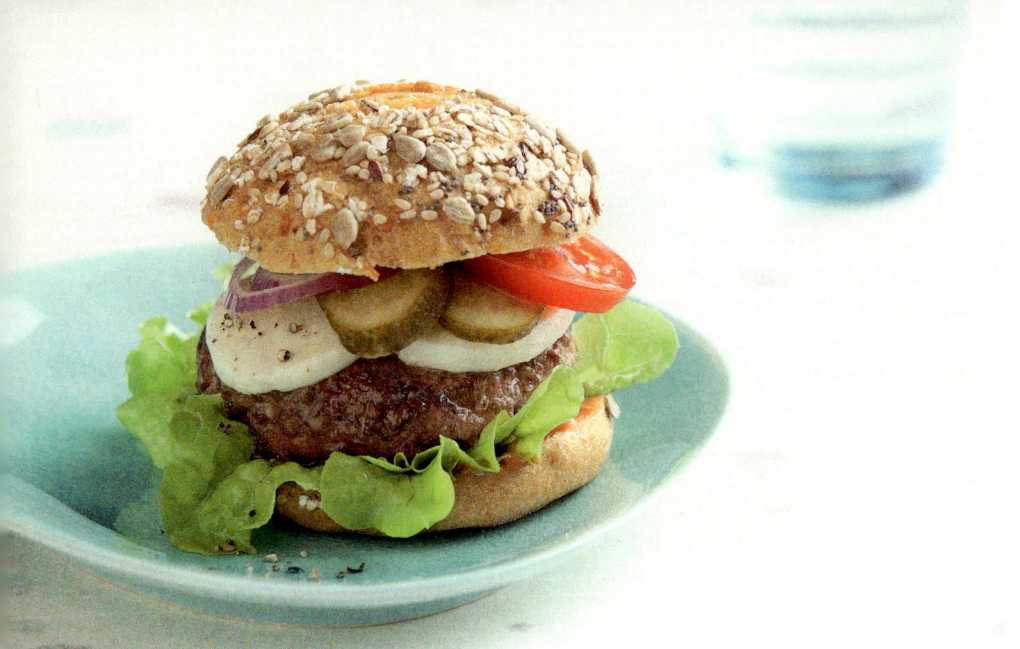

Hamburger mit Mozzarella

Für 1 Portion 15 Min. Zubereitung

1 rote Zwiebel
1 Paradeiser (Tomate)
1 Essiggurke
1 Salatblatt
½ Knoblauchzehe
160 g Faschiertes vom Rind (Hackfleisch)
Salz, Pfeffer aus der Mühle
1 Prise Majoran
1 Ei (Größe M)
1 EL Olivenöl
1 Vollkornweckerl (Vollkornbrötchen)
2 dünne Scheiben fettarmer Mozzarella
1 TL Ketchup
1 TL Senf
Frischhaltefolie

1 Zwiebel abziehen und in dünne Scheiben schneiden. Paradeiser waschen, putzen und wie die Essiggurke in Scheiben schneiden. Das Salatblatt waschen und abtupfen. Knoblauch abziehen und fein hacken. Mit dem Faschierten in eine Schüssel geben. Mit Salz, Pfeffer und Majoran würzen und das Ei darunterkneten. 1 Burger formen, Frischhaltefolie darüberlegen und mit einem Nudelholz 1,5 cm flach pressen.

2 Das Öl in einer Pfanne erhitzen und den Burger darin in 3 Min. knusprig braun braten und wenden. In ca. 3 Min. fertig braten. Das Weckerl halbieren. Die Hälften auf den Schnittseiten in die Pfanne geben und goldbraun toasten.

3 Die Weckerlhälften auf einen Teller legen, den Burger auf eine Hälfte platzieren, Mozzarella darauflegen und anschmelzen lassen. Für die Sauce Ketchup und Senf

verrühren. Mit Salz und Pfeffer würzen und auf die andere Weckerlhälfte streichen. Zwiebelscheiben und Gurken auf den Käse legen und mit der anderen Weckerlhälfte bedecken. Mit Salatblatt und Paradeiserscheiben garnieren oder nach Geschmack belegen.

Variante: Für einen **vegetarischen Hamburger** ½ Knoblauchzehe abziehen und fein würfeln. 1 EL Öl in einer Pfanne erhitzen. 2 Scheiben Räuchertofu (je 8 mm dick) darin in 3 Min. auf einer Seite knusprig braun braten, dann wenden. Knoblauch beigeben und 3 Min. mitrösten. Ein Weckerl halbieren und mit den Schnittstellen in die Pfanne legen. In 2 Min. goldbraun toasten. Vom Herd ziehen, den Tofu auf 1 Weckerlhälfte anrichten, darauf

1 Scheibe Cheddarkäse legen und leicht schmelzen lassen. In einer Schüssel für die Sauce 1 EL Paradeisermark, 1 EL fettarme Mayonnaise und 1 EL Senf verrühren. Mit Salz und Pfeffer würzen. Die andere Weckerlhälfte mit der Sauce bestreichen. 1 Essiggurke in Scheiben schneiden. ½ Zwiebel abziehen und in Scheiben schneiden. Beides auf den Käse legen und die zweite Weckerlhälfte auflegen.

Dazu passen: Wedges von Seite 126.

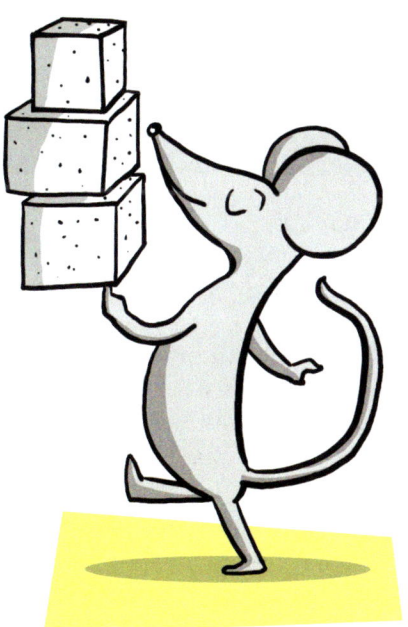

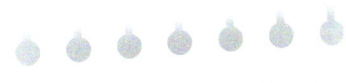

Schwindeltipp

TOFU STATT FASCHIERTES

Räuchertofu gilt mit seinem angenehmen rauchigen Geschmack und seiner festen Konsistenz nicht nur unter Vegetariern als Geheimtipp. Anstelle von Faschiertem (200 Gramm) erspart der aus Sojabohnen gewonnene Tofu ca. 160 Kalorien und bietet jede Menge gesunder Inhaltsstoffe: Er ist reich an hochwertigem Pflanzeneiweiß, Vitaminen der B-Gruppe, Mineralstoffen wie Kalium, Kalzium und Eisen, ungesättigten Fettsäuren und Isoflavonen (immunschützende, bioaktive Pflanzenstoffe).

Hauptgerichte
mit Fisch

Kohlrabi mit Schwammerln und Seelachs

**Für 1 Portion 15 Min. Zubereitung
30 Min. Garzeit**

250 g Kohlrabi
250 g Eierschwammerln (Pfifferlinge)
½ Bund glatte Petersilie
½ Zwiebel
3 EL Butter
250 ml Gemüsesuppe
200 g Seelachsfilet
Salz, Pfeffer aus der Mühle
1 EL Dinkelmehl
3 EL Olivenöl
1 EL Weizenkeime

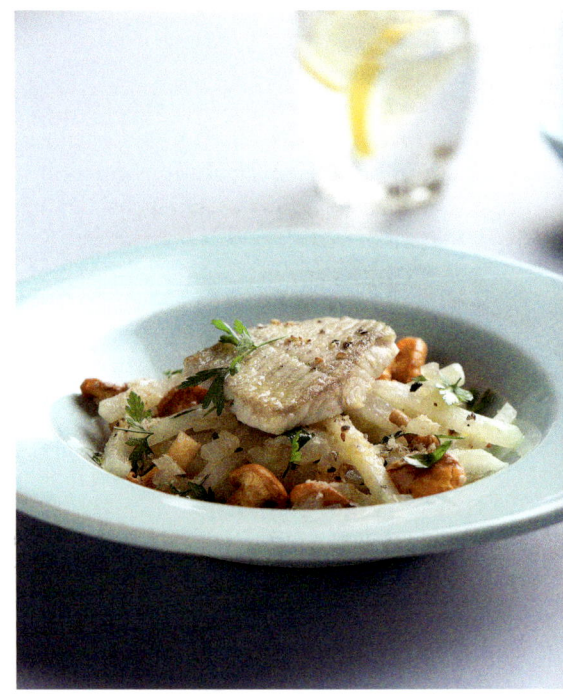

1 Kohlrabi waschen, schälen und putzen. In 5 mm dicke Stifte schneiden. Eierschwammerl mit Küchenpapier abtupfen und putzen; größere längs halbieren. Petersilie waschen, trocken schütteln, abzupfen und fein schneiden. Zwiebel abziehen und klein würfeln.

2 In einer Pfanne die Butter erhitzen und Zwiebelwürfel darin bei schwacher Hitze in 3 Min. andünsten. Kohlrabi dazugeben und mit Gemüsesuppe ablöschen. Ca. 10 Min. bei mittlerer Hitze offen einkochen. Eierschwammerl einlegen und weitere 10 Min. sämig einkochen. Zur Seite stellen.

3 Den Fisch waschen, trocken tupfen, beidseitig mit Salz und Pfeffer würzen. Mehl in einen Teller streuen. Fisch mit der Hautseite hineindrücken. Öl in einer zweiten Pfanne erhitzen und die Filets auf der Hautseite bei mittlerer Hitze in 5 Min. braten, wenden und in 2 Min. fertig braten.

4 Gemüse auf einem Teller anrichten und die Filets mit der Hautseite nach oben darauf anrichten. Rundherum mit Weizenkeimen (siehe Seite 113) bestreuen.

Tomatisiertes Sauerkraut mit Saiblingsfilet

Für 1 Portion 45 Min. Zubereitung

½ Zwiebel
1 Knoblauchzehe
¼ rote Chilischote
3 EL Olivenöl
200 g Sauerkraut (Dose, Abtropfgewicht)
250 ml Wasser oder Gemüsesuppe
100 g mehligkochende Erdäpfel (Kartoffeln)
1 Lorbeerblatt
6 Pfefferkörner
2 Paradeiser (Tomaten)
½ EL Paradeisermark (Tomatenmark)
Salz, Pfeffer aus der Mühle
200 g Saiblingsfilet (oder Forelle)
2 EL Dinkelmehl

1 Zwiebel und Knoblauch abziehen. Zwiebel fein würfeln und Knoblauch pressen. Chilischote waschen, putzen, entkernen und fein würfeln. 1 EL Öl in einer Pfanne erhitzen und Zwiebel, Knoblauch und Chili darin in 3 Min. bei mittlerer Hitze farblos anschwitzen. Sauerkraut zugeben und mit Wasser oder Gemüsesuppe auffüllen und ca. 30 Min. dünsten. Die Erdäpfel waschen, schälen und in 1 cm dicke Scheiben schneiden. Nach 10 Min. daruntermischen und mitdünsten. Lorbeerblatt und Pfefferkörner in einen Teefilter geben und einlegen. Bei Bedarf etwas Gemüsesuppe aufgießen.

2 Sobald das Sauerkraut weich ist, Paradeiser waschen, von Stielansätzen befreien, viertln und entkernen. Paradeisermark in das Kraut rühren und die Paradeiser mitdünsten, bis die Flüssigkeit fast eingekocht ist. Nach Belieben salzen und pfeffern.

3 Den Fisch waschen, trocken tupfen, salzen und pfeffern. Mehl in einen Teller geben und den Fisch mit der Hautseite einlegen. 2 EL Öl in einer Pfanne erhitzen und das Filet auf der Hautseite in 6–8 Min. ohne Wenden braten, bis es kross ist. Das Kraut mit den Erdäpfeln auf einem Teller anrichten, die Filets mit der Hautseite nach oben darauf platzieren.

(Abbildung Seite 133)

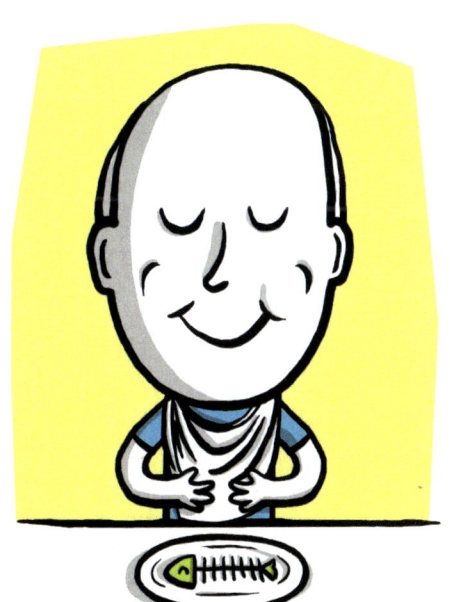

Lachs mit Fenchel und Basmati-Wildreis

**Für 1 Portion 20 Min. Zubereitung
40 Min. Garzeit**

½ rote Zwiebel
2 Stängel Kerbel
1 mittelgroße Fenchelknolle
4 EL Olivenöl
20 ml Gemüsesuppe oder Ouzo
120 ml Wasser oder Gemüsesuppe
Salz, Pfeffer aus der Mühle
40 g Wildreis-Basmatimischung
200 g Lachsfilet

1 Den Backofen auf 160° vorheizen. Für das Gemüse die Zwiebel abziehen und fein würfeln. Kerbel waschen, trocken schütteln und abzupfen. Fenchel waschen und die Schale entfernen. Die Stiele bis auf ca. 3 cm kürzen. Knolle längs halbieren und den Strunk ausschneiden.

2 2 EL Öl in einer Pfanne erhitzen und die Fenchelhälften auf den Schnittstellen bei mittlerer Hitze 5 Min. bräunen. Zwiebel zugeben und 2 Min. mitrösten. Den Fenchel wenden, mit Suppe oder Ouzo ablöschen und mit 40 ml Wasser oder Suppe auffüllen. Die Hälfte der Kerbelblätter hinzufügen. Das Gemüse leicht salzen und pfeffern und im Ofen ca. 40 Min. schmoren.

3 In einem Topf mit 80 ml Salzwasser oder Gemüsebrühe den Reis bei mittlerer Hitze in 20 Min. weich garen. Auf einem Sieb heiß abspülen.

4 Den Lachs abspülen und mit Küchenpapier trocken tupfen. Die Haut mit einem Messer entfernen; das Filet salzen und pfeffern. 2 EL Öl in einer Pfanne erhitzen und den Lachs mit der Hautseite nach unten bei mittlerer Hitze in 5 Min. braten, ohne ihn zu wenden. Stockt das Eiweiß oben, ist der Fisch fertig. Mit der gebratenen Seite nach oben anrichten. Daneben das Gemüse platzieren und alles mit Fenchelsud beträufeln. Mit Kerbelblättern garnieren. Den Reis dazu anrichten.

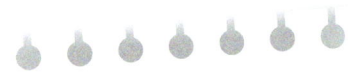

Schwindeltipp

IMMUNSCHUTZ PUR

Lachs ist ein Seefisch, der reich an immunschützenden Omega-3-Fettsäuren ist und außerdem die Vitamine A, D, B und E enthält. Durch einseitiges Braten können Sie ihn noch verbessern: So wird er saftiger als beidseitig angebraten und auf einer Seite besonders knusprig. Beim Einkauf ist Bio-Qualität empfehlenswert. Der Fisch stammt von Zuchtfarmen, die nachhaltig wirtschaften und unter anderem auf Antibiotika verzichten.

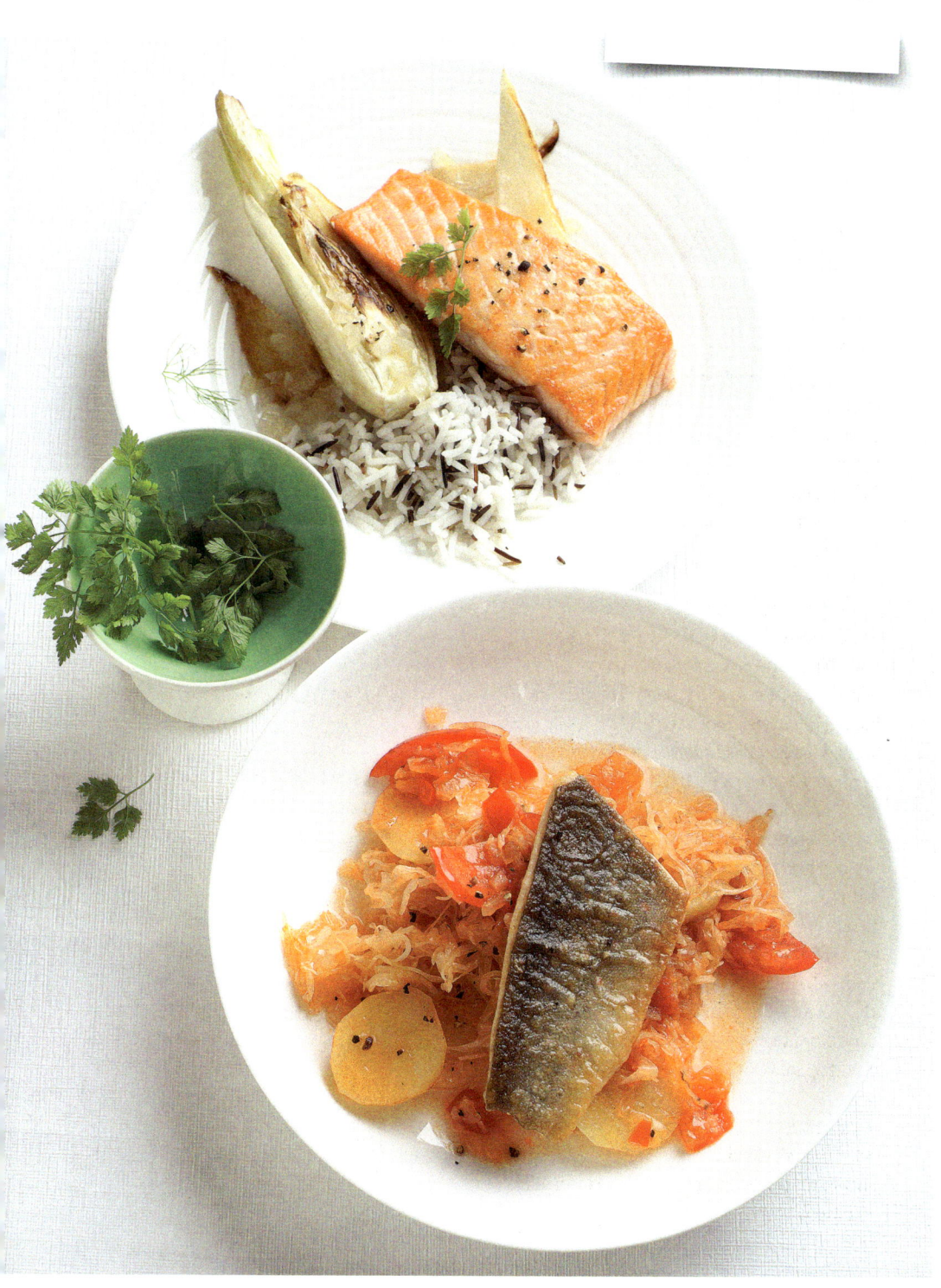

Suppen

Paprika-Gurkensuppe mit Balsamico

**Für 4 Portionen 15 Min. Zubereitung
1 Std. Kühlzeit / 10 Min. Garzeit**

*3 rote Paprikaschoten
1 Salatgurke
2 Knoblauchzehen
½ mittelgroße Zwiebel
4 große Paradeiser (Tomaten)
125 ml Wasser oder Gemüsesuppe
2 EL Balsamicoessig
2 EL Olivenöl
200 g Joghurt oder 200 g Schlagobers
   (Schlagsahne)
Salz, Pfeffer aus der Mühle
1 EL Weizenkeime oder 3 EL Oregano-
   blätter*

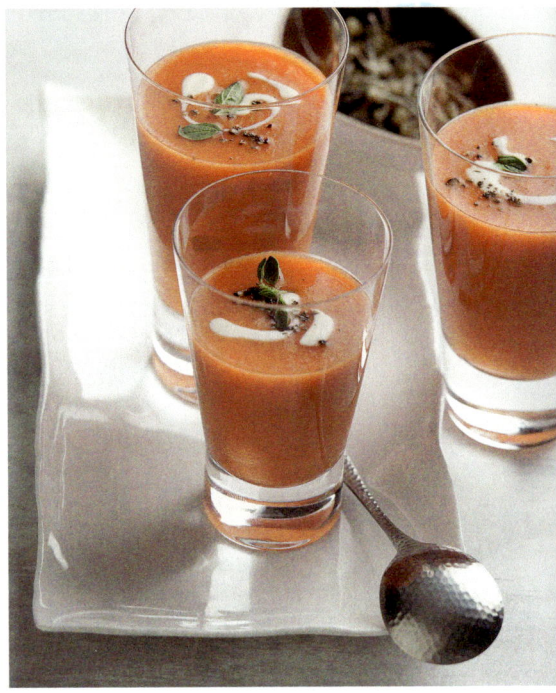

1 Paprikaschoten waschen, putzen und entkernen. Gurke waschen und schälen. Knoblauch und Zwiebel abziehen. Paradeiser waschen und von Stielansätzen befreien. Alle Gemüse grob schneiden und mit dem Wasser, Essig und Öl in ein hohes Gefäß geben. Mit dem Stabmixer fein pürieren und dann durch ein feines Sieb in eine Schüssel passieren.

2 Für eine kalte Suppe die Flüssigkeit mit Joghurt vermengen, salzen und pfeffern. 1 Std. kalt stellen und servieren. Nach Belieben mit Weizenkeimen bestreuen.

3 Für eine warme Suppe die Flüssigkeit in einem Topf erhitzen, statt Joghurt Schlagobers darunterrühren und alles zum Kochen bringen. Zur Seite stellen. Mit dem Stabmixer die Oberfläche aufschäumen. Vor dem Servieren mit Oregano bestreuen.

Variante: Für einen stärkeren Schaumeffekt ein nussgroßes Stück Butter in die etwas abgekühlte Suppe mixen.

Gemüsesuppe mit Couscous

**Für 2 Portionen 15 Min. Zubereitung
40 Min. Garzeit**

6 EL Couscous
500 g Paradeiser (Tomaten)
2 rote Paprikaschoten
1 Möhre / 1 Petersilienwurzel
½ Stange Lauch / 1 Zwiebel
2 cm Ingwerwurzel
½ Chilischote
1 EL Olivenöl
1 TL Paradeisermark (Tomatenmark)
125 ml Wasser oder Gemüsesuppe
1 Bund Koriander
1 EL Leinöl
2 EL Balsamicoessig
Salz, Pfeffer aus der Mühle

1   Couscous in 150 ml Wasser 10 Min. quellen lassen. Das Gemüse waschen. Zwiebel abziehen und fein würfeln. Paradeiser vom Stielansatz befreien und vierteln, Paprikaschoten putzen, entkernen und würfeln. Möhre, Petersilienwurzel und Lauch ebenfalls würfeln. Ingwer schälen und klein hacken. Chili waschen, putzen, entkernen und fein würfeln.

2   In einem Topf das Olivenöl erhitzen. Zwiebel, Lauch und Ingwer darin in 3 Min. anschwitzen. Chili-, Möhren-, Petersilienwurzel- und Paprikawürfel einstreuen. Paradeiser, Paradeisermark und Suppe dazugeben; alles in ca. 40 Min. bei schwacher Hitze köcheln. Mit dem Stabmixer pürieren und durch ein feines Sieb streichen.

3   Koriander waschen, trocken schütteln, abzupfen und fein schneiden. Leinöl, Koriander und Balsamico in die Suppe rühren. Mit Salz und Pfeffer würzen. Couscous und Sud darunterrühren und anrichten.

> **tipp**
>
> **RESTE VERWERTEN**
>
> Den nach dem Passieren der Gemüsemasse im Sieb verbleibenden Rest in einer kleinen Schüssel mit 250 g Magertopfen verrühren, mit Salz und Pfeffer würzen und als Brotaufstrich verwenden. Die übrige Suppe können Sie hervorragend einfrieren.

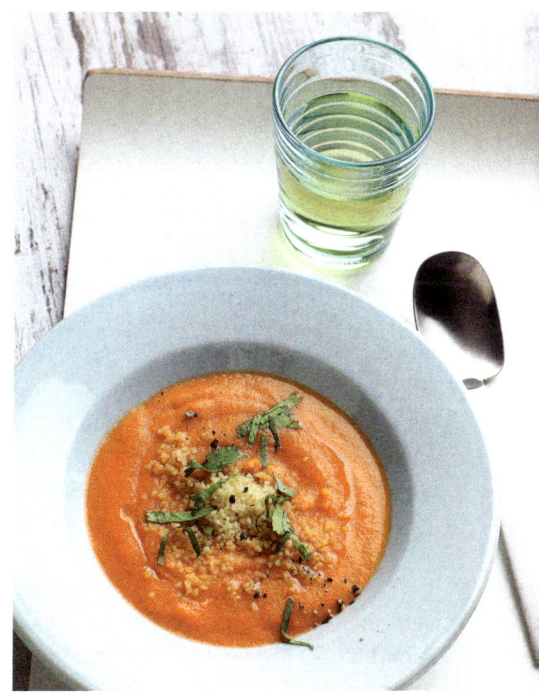

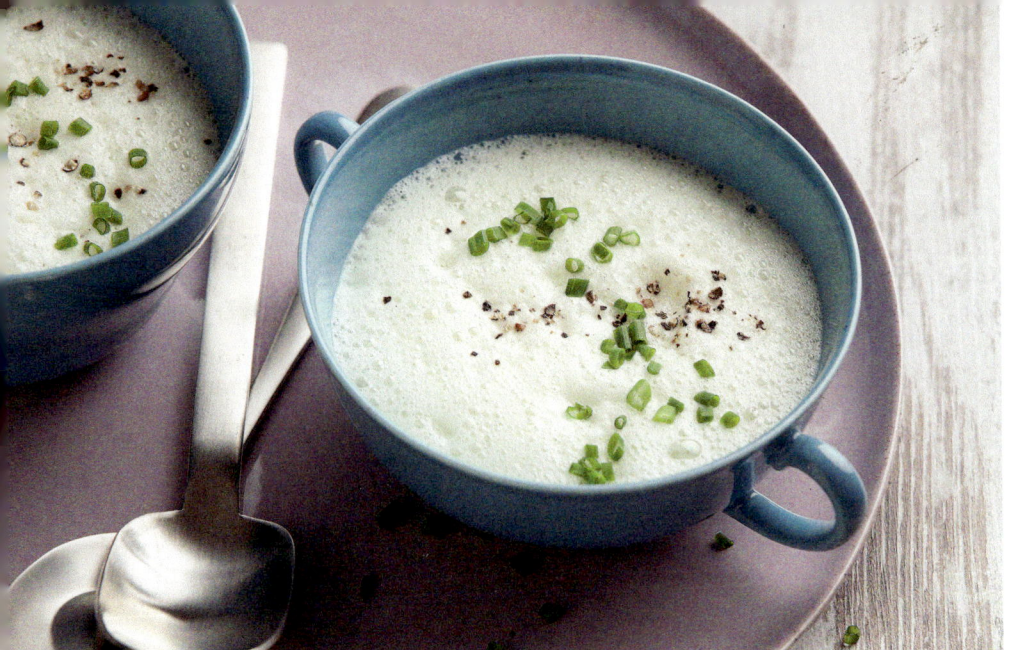

Schnittlauch-Selleriesuppe

**Für 2 Portionen 10 Min. Zubereitung
40 Min. Garzeit**

350 g Zwiebeln
250 g Knollensellerie
1 l Gemüsesuppe
500 ml Milch (0,1 % Fett)
Salz, Pfeffer aus der Mühle
1 Bund Schnittlauch

1 Zwiebel abziehen und in 1 cm große
Würfel schneiden. Knollensellerie waschen, schälen und putzen und ebenfalls
in 1 cm große Stücke schneiden. Beides
in einen Topf geben und mit Wasser bedecken. Suppe zugeben und das Gemüse
zugedeckt in ca. 40 Min. weich garen.

2 In ein feines Sieb geben und die Flüssigkeit in einem Topf auffangen. Das Gemüse durch das Sieb in einen zweiten Topf
passieren. Nun die Brühe zugeben und um
ein Drittel einkochen. Die Milch zugießen
und die Suppe erwärmen, jedoch nicht
mehr kochen. Mit Salz und Pfeffer würzen.

3 Schnittlauch waschen, trocken schütteln und in feine Röllchen schneiden. Die
Suppe mit dem Stabmixer aufschäumen,
in einem tiefen Teller anrichten und mit
Schnittlauch bestreuen.

Variante: Fein schmeckt die Suppe
auch, wenn sie beispielsweise gegrillte
Lachsfiletstreifen einlegen.

Topinambur-Schaumsuppe

**Für 2 Portionen 10 Min. Zubereitung
40 Min. Garzeit**

*500 g Topinambur
1 mittelgroße Zwiebel
3 EL Olivenöl
2 l Gemüsesuppe
Salz, Pfeffer aus der Mühle
150 g Schlagobers, fettarm (Schlagsahne)
1 EL Butter*

1 Topinambur gut waschen und unge-schält grob schneiden. Zwiebel abziehen und klein schneiden. Öl in einem Topf er-hitzen und die Zwiebel darin bei mittlerer Hitze hell dünsten. Tobinambur zugeben und mit Gemüsesuppe aufgießen. Mit Salz und Pfeffer würzen. Offen in ca. 40 Min. weich garen und die Flüssigkeit dabei um die Hälfte reduzieren.

2 Mit dem Stabmixer pürieren und die Suppe durch ein feines Sieb passieren. Obers darunterrühren und die Suppe auf-kochen. Vom Herd ziehen, die Butter zu-geben und mit dem Stabmixer die Ober-fläche aufschäumen.

Variante: Das Rezept ist ideal für Schaumsuppen jeglicher Art. Probieren Sie beispielsweise auch einmal Erdäpfel, Pas-tinaken, Petersilienwurzel, Brokkoli oder Spargel damit aus.

Schwindeltipp

LEICHTES VERGNÜGEN

Durch das Passieren bleibt die Suppe leichter und sämiger als herkömmliche Cremesuppen und bedarf keiner zusätzlichen Bindemittel.

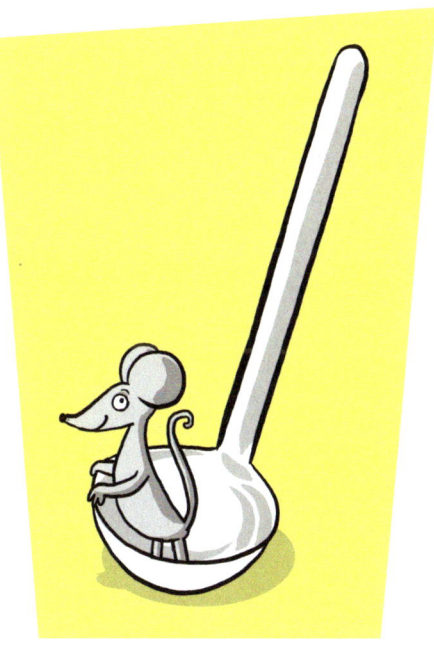

Vegetarische Gerichte & Salate

Pizza Margherita

**Für 1 Pizza 20 Min. Zubereitung
2 Std. Ruhezeit 20 Min. Backzeit**

¼ Würfel Germ (Hefe) oder ½ Pckg.
   Trockengerm (Trockenhefe)
je 50 g Dinkel- und Weizenmehl
2 TL Salz
3 EL Olivenöl
Mehl zum Bestreuen
1 EL Paradeisermark (Tomatenmark)
1 EL Gemüsefond
1 EL Oregano
3 Paradeiser (Tomaten)
2 Stängel Basilikum
60–80 g fettarmer Mozzarella oder
   Emmentaler
2 EL geriebener Parmesan

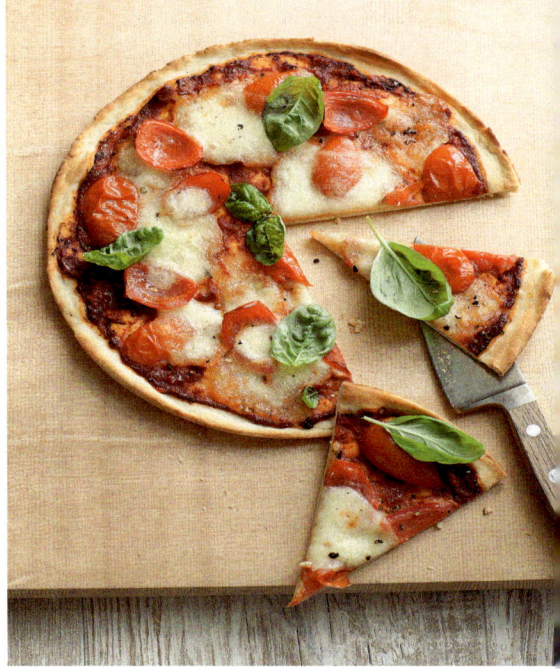

1   Für den Teig den Germ in 30 ml lauwarmem Wasser auflösen. In einer Schüssel Mehl mit dem Salz vermischen und in die Mitte eine Mulde drücken. Das Germwasser mit 2 EL Öl dazugeben und alles in ca. 10 Min. zu einem glatten Teig verkneten. 2 Std. an einem warmen Ort ruhen lassen, bis sich das Volumen fast verdoppelt hat. Wieder durchkneten, eine Kugel formen und mit Mehl bestreuen. Auf einer bemehlten Arbeitsfläche mit dem Nudelholz rund ausrollen.

2   Den Ofen auf 180° vorheizen. Für den Aufstrich in einer kleinen Schüssel das Paradeisermark mit Gemüsefond, Oregano und 1 EL Öl verrühren. Den Teig damit bestreichen und etwa 1 cm Rand frei lassen.

3   Für den Belag Paradeiser waschen, von den Stielansätzen befreien, vierteln und mit einem Löffel entkernen. Basilikum waschen, trocken schütteln und abzupfen. Den Käse in Scheiben schneiden. Pizza mit Paradeisern, Käse und Basilikum belegen. Mit Parmesan bestreuen. Im Ofen (unterste Schiene) ca. 20 Min. backen.

Variante: Für eine Pizza mit Artischockenherzen und Ei einen Paradeiser waschen, vom Stielansatz befreien, vierteln und entkernen. Mozzarella (60–80 g, fettarm) in Scheiben schneiden. Artischockenherzen aus dem Glas (ca. 280 g) auf einem Sieb abtropfen lassen und vierteln. Den Teig abwechselnd mit Paradeisern, Artischocken und Mozzarella belegen. Im Ofen (unterste Schiene) ca. 15 Min. backen. 1 Ei aufschlagen und in die Mitte der Pizza laufen lassen, sodass das Eigelb ganz bleibt. 2 EL Parmesanspäne darüberstreuen. Pizza in ca. 5–7 Min. fertig backen.

Schwindeltipp

Durch das Mischen von **Vollkornmehl** mit **Weizenmehl** wird die Pizza ballaststoffreicher. Alternativ können Sie anstatt Weizen- auch ein helles Dinkelmehl verwenden. Ein reiner Vollkornpizzateig gelingt oft nicht so leicht wie ein reiner Weißmehlteig.

info

POWERFRÜCHTE

Paradeiser bestehen zu 93 Prozent aus Wasser, haben aber beachtliche innere Werte: In den roten Früchten stecken dreizehn Vitamine, siebzehn Mineralstoffe, viele sekundäre Pflanzeninhaltsstoffe und Fruchtsäuren. Besonders reich sind sie an Kalium, Magnesium, Folsäure, Vitamin C und den Pflanzenschutzstoff Lycopin. Letzterer wirkt antikanzerogen und antioxidativ und kann so reaktive Sauerstoffverbindungen abbauen sowie zum Schutz vor der Entstehung von Krebserkrankungen und Herz-Kreislauf-Krankheiten beitragen. Die wertvollen Nährstoffe liegen hauptsächlich unter der Schale.

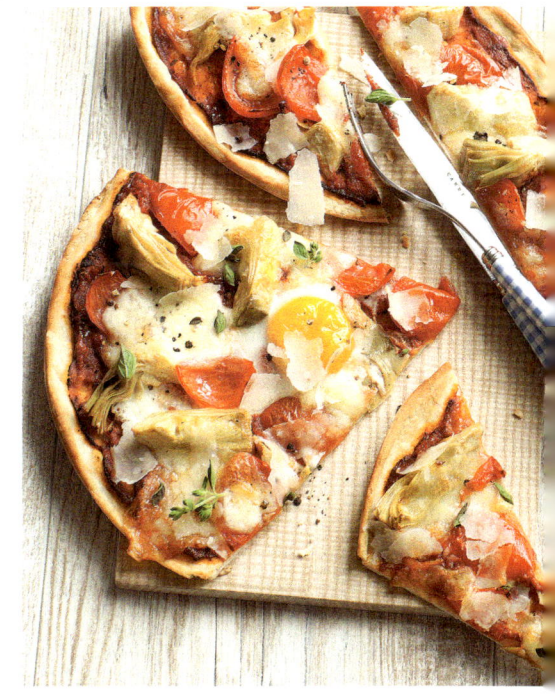

Avocado-Bohnensalat mit Chili

**Für 1 Portion 20 Min. Zubereitung
60 Min. Garzeit**

*200 g getrocknete, weiße Bohnen (oder
  Dose, Abtropfgewicht 400 g)*
2 EL Bohnenkraut
¼ rote Chilischote
4 EL Balsamicoessig / 1 EL Senf
1 EL Paradeisermark (Tomatenmark)
4 EL Olivenöl / Salz, Pfeffer aus der Mühle
1 reife Avocado
¼ rote Zwiebel
1 Bund frischer Kerbel (oder Thymian)

1 Getrocknete Bohnen über Nacht in etwas Wasser einweichen. Am nächsten Tag in einem Topf mit Wasser geben und abgedeckt in 50–60 Min. garen. 10 Min. vor Garzeitende das Bohnenkraut einstreuen. Auf einem Sieb abtropfen und erkalten lassen. Bohnen aus der Dose vor der Verwendung auf einem Sieb abtropfen lassen.

2 Für die Marinade Chilischote waschen, entkernen und klein würfeln. In einer Schüssel Balsamicoessig, Senf, Paradeisermark, Olivenöl, Salz, Pfeffer sowie Chiliwürfel gut vermischen.

3 Avocado schälen, entkernen und das Fruchtfleisch in ca. 8 mm große Würfel schneiden. Bohnen und Avocadowürfel in eine Schüssel geben, locker mischen und marinieren. Zwiebel abziehen, fein würfeln und über den Salat streuen. Kerbel, waschen, abzupfen und darüberstreuen.

Erdäpfel-Avocadosalat mit Shrimps

Für 1 Portion 40 Min. Zubereitung

250 g festkochende Erdäpfel (Kartoffeln)
¼ rote Zwiebel
125 ml Gemüsesuppe oder Wasser
je 1 TL Senf, Balsamicoessig
2 TL Olivenöl
Salz, Pfeffer aus der Mühle
1 Avocado
1 Knoblauchzehe
3 Stängel glatte Petersilie
*150 g große Shrimps oder Krabben
  (Kühltheke)*
4 EL Vollkornmehl

1 Erdäpfel in einem Topf mit etwas Wasser abgedeckt in ca. 20 Min. garen. Im heißen Wasser 10–15 Min. ziehen lassen.

2 Für die Marinade Zwiebel abziehen und fein würfeln. In einer Schüssel Fleischsuppe, Zwiebelwürfel, Senf, Essig und 1 TL Öl verrühren. Mit Salz und Pfeffer würzen.

3 Erdäpfel kurz kalt abspülen, noch warm schälen und in Scheiben schneiden. In eine Schüssel geben und mit der Marinade übergießen. Gut durchmischen und leicht mit der Handfläche andrücken. So trägt die Kartoffelstärke zur Bindung bei. Avocado schälen, entkernen, das Fruchtfleisch klein würfeln und dazugeben.

4 Knoblauch abziehen und fein würfeln. Petersilie waschen, trocken schütteln, abzupfen und fein schneiden. Die Shrimps

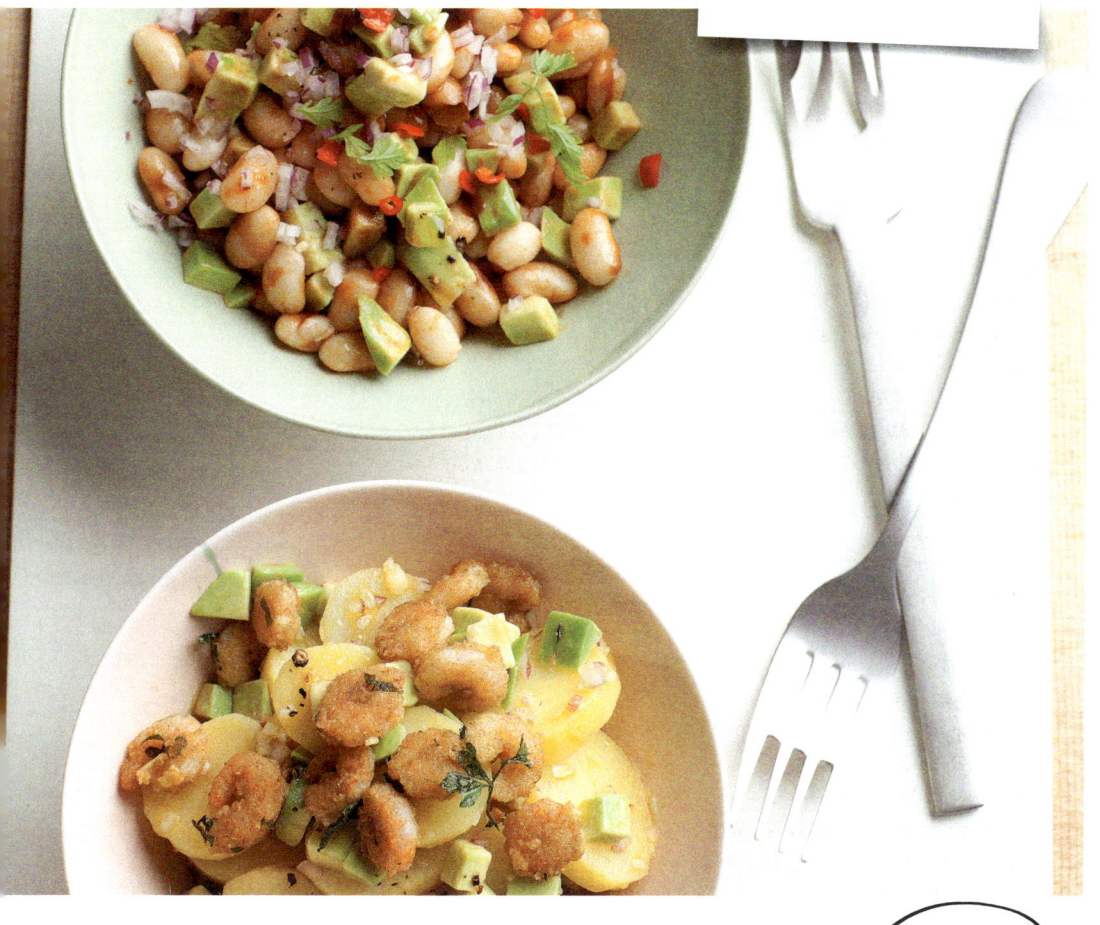

kalt abspülen und trocken tupfen. Mit Pfeffer würzen. Mehl in einen Teller streuen und Shrimps einlegen. In einer Pfanne 1 TL Olivenöl erhitzen, die Shrimps auf der Mehlseite in 5 Min. goldbraun braten. Knoblauch und Petersilie dazugeben und die Pfanne durchschwenken. Die Shrimps mit der knusprigen Seite nach oben auf dem Salat anrichten.

info

ERDÄPFELSALAT PLUS

Erdäpfel haben ihren negativen Ruf in Sachen Kohlenhydratbomben längst verloren. Kombiniert mit Avocado gibt es mit diesem Gericht jede Menge verdauungsfördernder Ballaststoffe, Vitamin C und E sowie B-Vitamine, Kalzium, Eisen und mehrfach ungesättigte Fettsäuren auf dem Teller.

Waldorf-Salat

**Für 1 Portion 15 Min. Zubereitung
20 Min. Ruhezeit**

*1 großer süßlicher Apfel
1 EL Saft von 1 Bio-Zitrone
100 g Knollensellerie
Salz, Pfeffer aus der Mühle
5 g Walnüsse / 15 g Paranüsse
1 EL Mayonnaise (light)
2 EL Sauerrahm (saure Sahne)
1 EL Walnussöl*

1 Apfel waschen, putzen und in dünne Streifen schneiden. Mit ½ EL Zitronensaft beträufeln. Sellerie schälen und in feine Streifen schneiden. Leicht salzen, mit restlichem Zitronensaft marinieren und 20 Min. ruhen lassen. Mit den Händen auspressen, in eine Schüssel geben und gut mit den Apfelstreifen durchmischen.

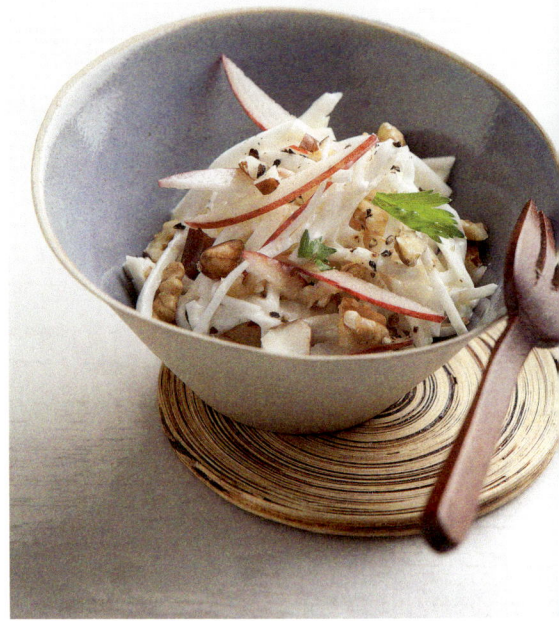

**lecker
lecker**

info

Die **Walnüsse** in diesem Salat haben es in sich. Sie enthalten mehr Omega-3-Fettsäuren als Fisch. Melatonin, Antioxidanzien, Vitamine, Eiweiß und zahlreiche Mineralstoffe machen die Walnuss zu einem echten Gesundheitspaket für unseren Körper.

2 Nüsse klein hacken. Entweder in einer Pfanne ohne Fett bei mittlerer Hitze langsam leicht bräunlich rösten oder roh unter die Sellerie-Apfelmasse mischen.

3 Für die Marinade in einer Schüssel Mayonnaise, Sauerrahm und Walnussöl gut verrühren, mit Salz und Pfeffer würzen und locker mit den Sellerie- und Apfelstreifen vermischen.

Schwarzer Linsen-
salat mit Mango

Für 1 Portion 35 Min. Zubereitung

80 g schwarze Belugalinsen
2 Stängel Minze
Saft von ½ Bio-Zitrone
1 EL Olivenöl
Salz, Pfeffer aus der Mühle
1 reife Mango
½ rote Zwiebel

1 Belugalinsen in einem Topf mit Salzwasser in ca. 20 Min. bissfest garen. Auf
einem Sieb abtropfen und kalt abspülen.
Minze waschen, trocken tupfen, abzupfen,
Blätter in feine Streifen schneiden und unter die Linsen mischen.

2 In einer kleinen Schüssel Zitronensaft
und Olivenöl verrühren, mit Salz und Pfeffer würzen. Die Linsen mit der Marinade
mischen und 10 Min. durchziehen lassen.

3 Mango schälen, das Fruchtfleisch vom
Kern abschneiden, würfeln und unter die
Linsen heben. Zwiebel abziehen, fein wür-
feln und den Salat damit garnieren.

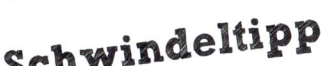

Schwindeltipp

Zwiebeln sind gesund und
rote ganz besonders. In ihnen
stecken Sulfide, die entzün-
dungs- und schmerzstillend
wirken. Mindestens genauso
wichtig ist ihr Gehalt an Flavo-
noiden, denen eine krebshem-
mende Wirkung nachgesagt
wird. Diese Pflanzenstoffe sind
– wie in roten Zwiebeln – oft
farbig.

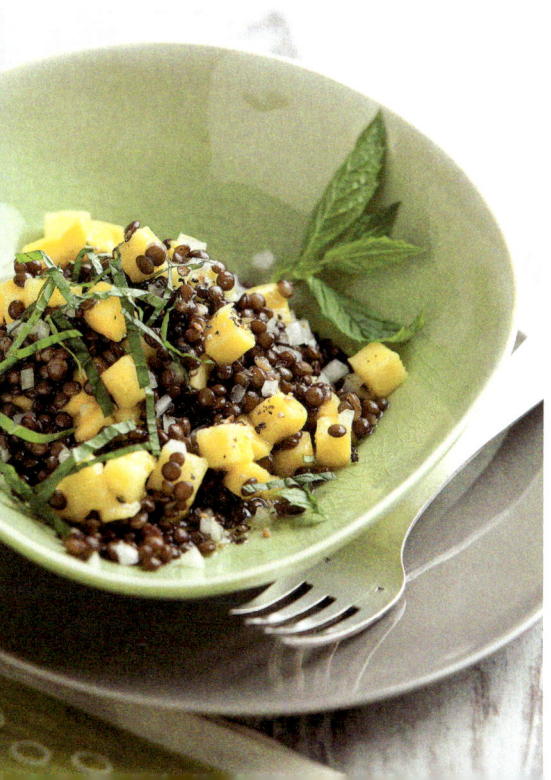

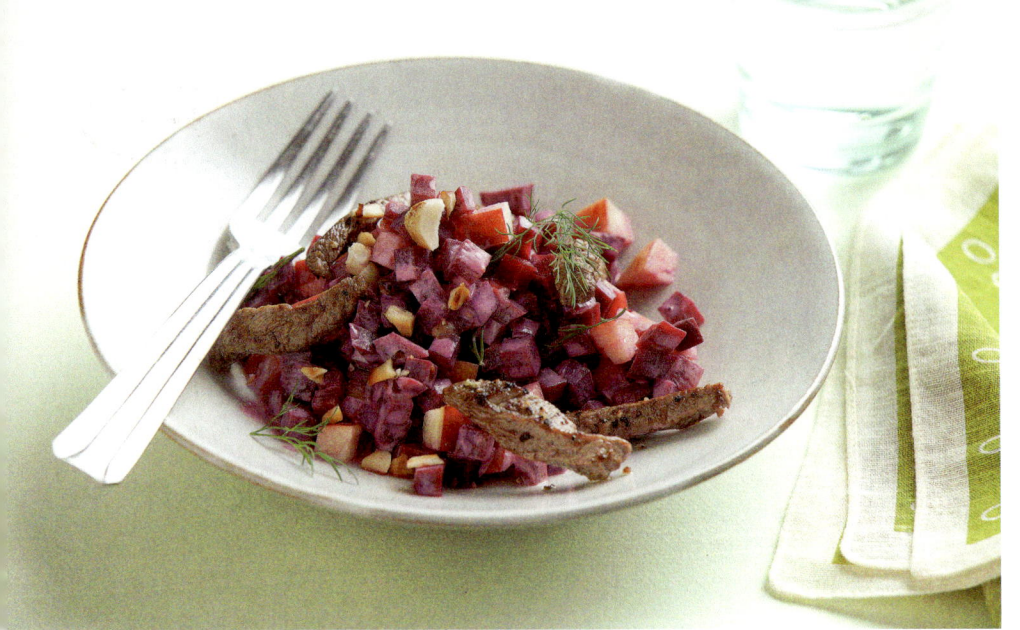

Rote-Rübensalat mit Apfel und Rinderfilet

**Für 1 Portion 20 Min. Zubereitung
30 Min. Kühlzeit**

350 g Rote Rüben (Rote Bete)
1 Apfel
1 TL Saft von 1 Bio-Zitrone
1 TL Sauerrahm (saure Sahne)
3 Dillstängel
6 Paranüsse
180 g Rinderfilet
Salz, Pfeffer aus der Mühle / 1 EL Olivenöl

1   Rote Rüben schälen und fein würfeln. Apfel waschen, entkernen und klein würfeln. Beides in eine Schüssel geben, mit Zitronensaft beträufeln und Sauerrahm vermischen. Dill waschen, trocken tupfen, abzupfen, fein schneiden, unterrühren und 30 Min. kalt stellen.

2   Paranüsse hacken. Rindfleisch in dünne Streifen schneiden, salzen und pfeffern. Öl in einer Pfanne erhitzen und das Fleisch darin bei mittlerer Hitze 3 Min. scharf anbraten, wenden und 3 Min. weiterbraten. Nüsse einstreuen und kurz mitrösten. Vom Herd ziehen, 5 Min. ziehen lassen und mit dem Salat anrichten.

Schwindeltipp

Rote Rüben (Rote Bete) enthalten reichlich nervenstärkende Vitamine der B-Gruppe, die für die Blutbildung wichtig sind, und viele Mineralstoffe, wie etwa Phosphor und Kalzium, die die Knochen gesund erhalten helfen.

Omelett mit Schwammerln und Rucola

Für 1 Portion 20 Min. Zubereitung

1 Paradeiser (Tomate)
1 Bund Rucola (oder Petersilie)
je ½ rote Zwiebel, Knoblauchzehe
100–130 g Eierschwammerln (Pfifferlinge)
3 EL Olivenöl / 1 TL Butter
Salz, Pfeffer aus der Mühle
je 1 Prise Kümmelpulver, Muskatnuss
3 Eier (Größe M)
2 EL Parmesan (gerieben)
1 Scheibe Vollkornbrot

1 Paradeiser überbrühen, häuten, den Stielansatz entfernen und das Fruchtfleisch würfeln. Rucola waschen, trocken schütteln und grob hacken. Zwiebel und Knoblauch abziehen und fein würfeln. Eierschwammerl mit Küchenpapier abtupfen.

2 1 EL Öl und 1 TL Butter in einer Pfanne erhitzen. Schwammerl grob schneiden und dazugeben. Mit Salz, Pfeffer und Kümmel würzen. Bei mittlerer Hitze dünsten, bis die Flüssigkeit verkocht ist. 1 EL Öl zugeben. Rucola und Paradeiserwürfel einrühren und 3 Min. rösten und vom Herd ziehen.

3 In einer Schüssel Eier verquirlen und mit Salz und Muskat würzen. 1 EL Öl in einer zweiten Pfanne erhitzen. Eimischung darin bei schwacher Hitze stocken lassen. Die Schwammerlfüllung auf einer Hälfte verteilen, die andere darüber klappen. Etwas Parmesan über das Omelette streuen und mit Vollkornbrot servieren.

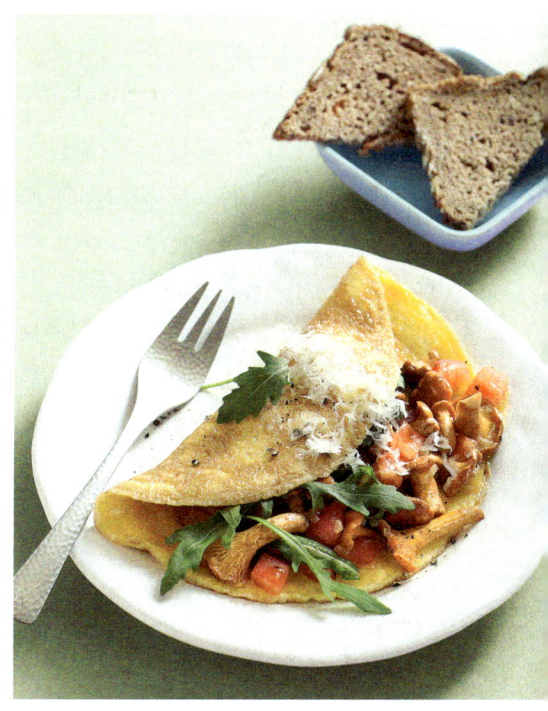

info

GUT & GÜNSTIG

Eier sind eines der gesündesten und zugleich günstigsten Lebensmittel. Sie liefern hochwertiges Eiweiß und die Vitamine A, das antioxidativ wirkende Vitamin E, das für die Blutgerinnung wichtige Vitamin K und viele B-Vitamine. Ein mittelgroßes Ei deckt darüber hinaus 15 Prozent des täglichen Eisenbedarfs. Das Mineral ist unentbehrlich für eine gute Sauerstoffversorgung des Gewebes.

Zucchini-Lasagne mit Schwammerln

**Für 4 Portionen 10 Min. Zubereitung
ca. 35 Min. Garzeit**

2 Zucchini (400 g)
500 g fettarmer Mozzarella
120 g Schwammerln (Champignons)
2 EL Olivenöl
500 g Gemüsebolognese (Glas)
2 Paradeiser (Tomaten)
Salz, Pfeffer aus der Mühle
2 Prisen Oregano
1 Auflaufform

tipp

FÜR DEN
SCHNELLEN HUNGER

Eine schöne Zwischenmahlzeit ist dieser **Gemüsesnack mit Joghurt-Dip:** Dazu waschen und putzen Sie 2 Möhren, ½ Gurke, 1 rote Paprikaschote, 1 Kohlrabi, ½ Rettich. Alles in etwa gleich lange, ca. 5 mm dicke Sticks schneiden. Für den Dip je 2 Stängel Schnittlauch, glatte Petersilie, Kerbel, Basilikum (oder andere) waschen, trocken schütteln und abzupfen. Die Blätter fein schneiden. In eine Schüssel geben und mit 180 g Magermilchjoghurt (0,1 %) verrühren. 1 kleine Knoblauchzehe abziehen und hineinpressen. Alles vermischen und mit Salz und Pfeffer würzen.

1 Zucchini waschen, putzen und längs in ca. 2–3 mm dicke Scheiben schneiden. Mozzarella ebenfalls dünn schneiden. Schwammerl putzen, abtupfen und fein hacken. Öl in einem flachen Topf erhitzen und die Schwammerl darin braten, bis die Flüssigkeit verkocht ist. Mit der Gemüsebolognese auffüllen und 10 Min. bei schwacher Hitze kochen. In ein Sieb geben und die Flüssigkeit abtropfen lassen.

2 Den Backofen auf 180° vorheizen. Paradeiser waschen, von den Stielansätzen befreien, vierteln, entkernen und das Fruchtfleisch grob schneiden. Auflaufform mit Öl auspinseln, mit der Hälfte der Zucchinischeiben belegen und mit Salz, Pfeffer und Oregano würzen. Die Bolognese ca. 3 mm dick aufstreichen und locker Mozzarella darüberlegen. Abwechselnd Bolognese, Mozzarella und Zucchini schichten. Auf die letzte Bologneseschicht Paradeiserstücke und darüber Mozzarellascheiben legen. Im Ofen (mittlere Schiene) in ca. 30–40 Min. leicht goldbraun backen.

Die Lasagne ist für 4 Portionen berechnet. Den Rest können Sie einfrieren und bei Bedarf als Beilage oder Hauptgericht bei ca. 130° in ca. 20 Min. erwärmen.

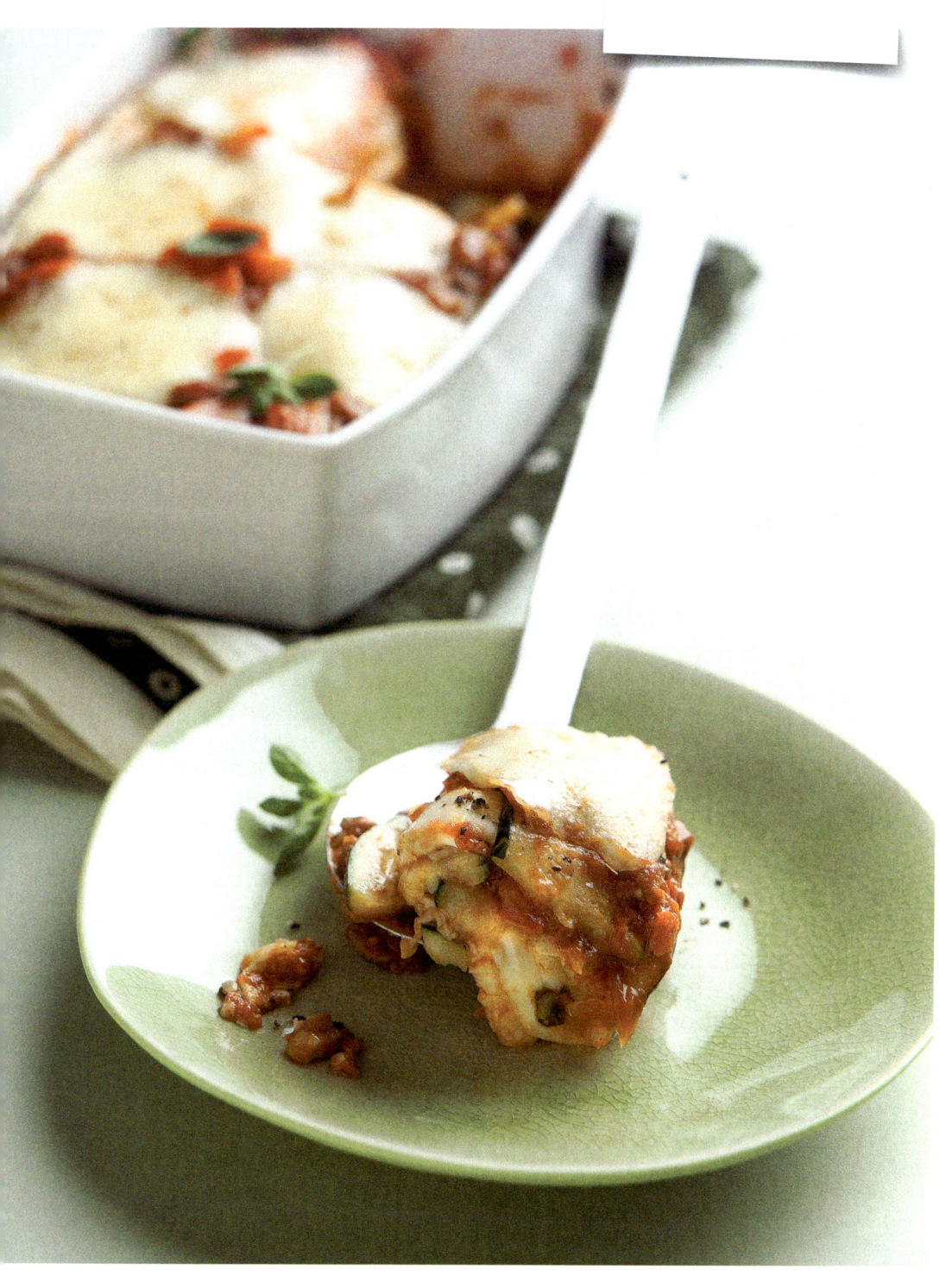

Grüner Spargel mit Räuchertofu

Für 1 Portion 25 Min. Zubereitung

1 Bund grüner Spargel (200 g)
1 Paradeiser (Tomate)
200 g Räuchertofu
3 EL Olivenöl
1 EL Honig
1 EL Balsamicoessig
Salz, Pfeffer aus der Mühle

1 Spargel waschen, ca. 1 cm der Stielen-
den wegschneiden. Bis ca. 4 cm unter der
Spargelspitze schälen. Dickere Spargel

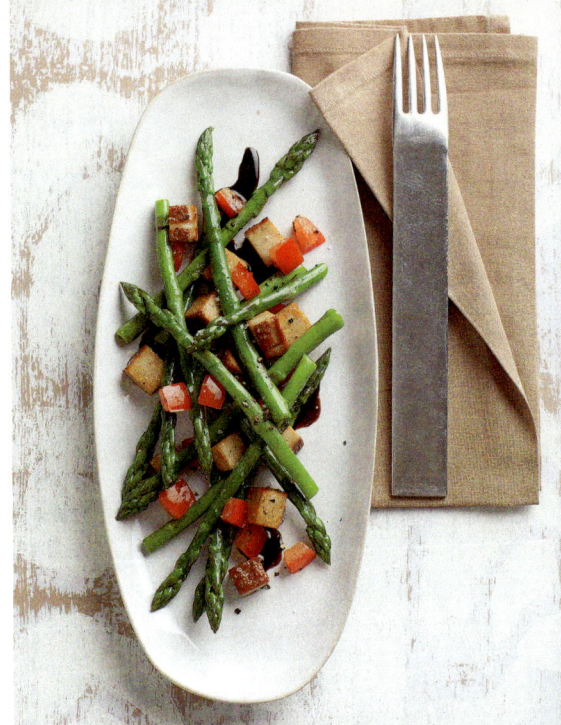

Schwindeltipp

GRÜN STATT WEISS

Grüner Spargel ist reicher an
Nährstoffen als sein weißer und
milder schmeckender Ver-
wandter. Die Inhaltsstoffe des
Spargels wirken stoffwechselanregend und darmregulierend:
Asparaginsäure, Kaliumsalze
und ätherische Öle wirken
entwässernd. Darüber hinaus
stecken die Vitamine A, B1 und
B2 sowie Mineralstoffe in den
gesunden Stangen. Durch das
Braten des Spargels in diesem
Rezept bleiben seine wertvollen
Vitalstoffe bestmöglich erhalten.

längs halbieren. Alle Stangen in der Mitte halbieren. Paradeiser waschen, vom
Stielansatz befreien, vierteln und entkernen. Tofu in 1 cm dicke Würfel schneiden.

2 In einer Pfanne 1½ EL Öl erhitzen,
Spargel einlegen und bei mittlerer Hitze in
ca. 7 Min. braun und bissfest braten. Paradeiserwürfel untermischen und 3 Min.
mitbraten. Honig und Balsamico einrühren. Gut durchschwenken, mit Salz und
Pfeffer würzen und vom Herd ziehen.

3 In einer zweiten Pfanne 1½ EL Olivenöl erhitzen und die Räuchertofuwürfel
ca. 5–7 Min. braten, bis sie Farbe annehmen. Auf dem Spargel anrichten.

Bärlauchgemüse mit Ei

Für 1 Portion 25 Min. Zubereitung

2–3 Bund Bärlauch (oder Blattspinat)
½ rote Zwiebel
6–8 EL Olivenöl
Salz, Pfeffer aus der Mühle
1 Prise Muskatnuss
1 Schuss Essig
2 Eier
2 EL Dinkelmehl
1 EL Weizenkleie
1 EL Kürbiskerne (gehackt)
½ EL Leinsamen
1 EL Paniermehl (Semmelbrösel)

1 Bärlauch waschen und trocken schütteln. Zwiebel abziehen und fein würfeln. 1 EL Öl in einer Pfanne erhitzen und die Zwiebel darin in ca. 2 Min. glasig dünsten. Bärlauch einlegen und unter Schwenken 4–5 Min. mitschmoren, bis er ca. ¾ seines Volumens verloren hat. Mit Salz, Pfeffer und ein wenig Muskatnuss abschmecken.

2 Wasser in einem Topf aufkochen und Essig dazugeben. Ein Ei darin 4 Min. kochen, kurz kalt abschrecken und pellen.

3 Für die Panade Mehl auf einen Teller streuen. In einem tiefen Teller das zweite Ei verquirlen. In einer Schüssel Kleie, Kürbiskerne, Leinsamen und Paniermehl vermischen. Das gekochte Ei im Mehl wälzen, danach im verquirlten Ei und dann im Samengemisch. In einem kleinen Topf 5–7 EL Olivenöl erhitzen und das Ei darin bei mittlerer Hitze in ca. 6–8 Min. rundherum backen, bis es eine gleichmäßige Kruste hat. In der Mitte halbieren und auf dem Bärlauchgemüse anrichten.

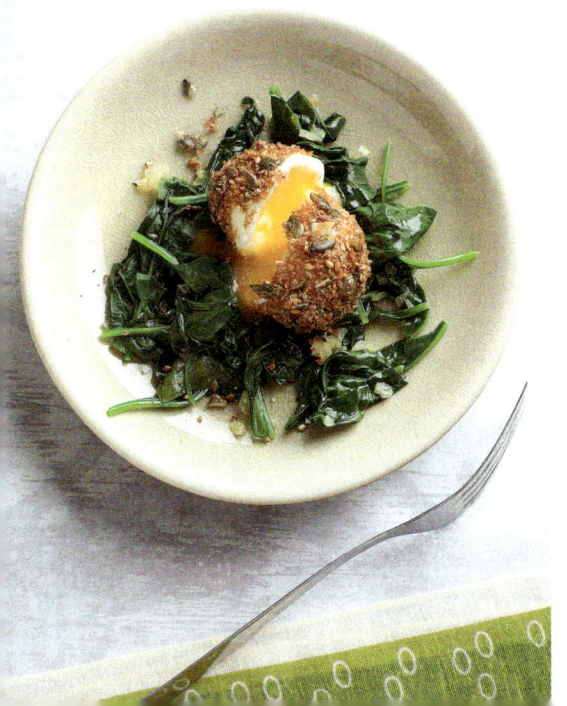

info

LIEBLING DER GOURMETS

Wegen seines Knoblauch-ähnlichen Geruchs wird Bärlauch auch Wilder Knoblauch genannt. Wie dieser enthält er die schwefelhaltige Substanz Alliin, die bei Kontakt mit Sauerstoff zum medizinisch wirksamen Allicin oxidiert. Deshalb sollte man Bärlauch immer schneiden oder hacken! Allicin gilt als natürliches Antibiotikum.

FAQs - 10in2 auf einen Blick

Was ist 10in2?
12 Stunden Essen, 36 Stunden Nicht-Essen.

Wie halte ich es an den Fastentagen mit Alkohol?
Alkohol darf, muss aber nicht sein. Jedenfalls sollte der Alkoholkonsum am Nicht-Ess-Tag geringer sein als vor 10in2. Alkohol soll zu keiner Zeit zum Durstlöschen, sondern immer als Genussmittel eingesetzt werden.

Wie soll ich es mit Sport an den Nicht-Ess-Tagen halten?
Ein moderates Bewegungsprogramm ist optimal, wenn der Hunger kommt: Dazu bietet sich Minigolf an oder schnelles Gehen oder alles, was Spaß macht. Sie sollten sich dabei immer noch entspannt unterhalten können. Drei Mal in der Woche 40 Minuten Bewegung, da lernt auch der eingeschlafenste Muskel wieder Fett zu verbrennen. Ganz nach dem Lehrsatz: If you don't use it, loose it (auf Deutsch: Wenn Sie sie nicht gebrauchen, gehen sie flöten.) Wenn Sie hungrig sind, verbrennen Sie mit 40 Minuten schnellem Gehen mehr Fett als mit 30 Minuten Joggen.

Was mache ich gegen Hungergefühle an den Nicht-Ess-Tagen?
Sie müssen keine Angst vor Hunger haben! Wenn Sie sich am Nicht-Ess-Tag hungrig niederlegen, dann bedient sich Ihr Körper in der Nacht an seinen Fettreserven. Sie wachen satt auf! Und sollten Sie untertags einmal hungrig sein, dann betreiben Sie einfach ein wenig Sport stattdessen.

Sollte ich vor dem Beginn mit 10in2 mit meinem Arzt sprechen?
Ich selbst habe mit 10in2 nur positive Erfahrungen gemacht: 24 Kilogramm Gewichtsverlust innerhalb von sechs Monaten. Trotzdem ist es vor jeder Ernährungsumstellung wichtig, den Arzt zu konsultieren und sich checken zu lassen. Einem gesunden Menschen schadet ein Fasttag nicht. Wir möchten jene Ärzte, die von 10in2 noch nichts gehört haben, aufklären und nähere Informationen zukommen lassen. Und wir empfehlen gerne jene Ärzte, denen das 10in2-Konzept geläufig ist, auf unserer Webseite weiter. Wenn Sie also Ihren Arzt in eine der beiden Kategorien einteilen können, dann würden wir uns freuen, wenn Sie uns seine Kontaktdaten unter aerzte@10in2.at mit einem Hinweis: »Kennt 10in2« bzw. »Kennt 10in2 nicht« zukommen lassen.

Hält Fasten wirklich jünger?
Das 400 Jahre alte Konzept wurde bereits in vielen Versuchen bestätigt: Einen Tag essen, einen Tag Nichtessen steigert die Lebenserwartung erheblich. 10in2 wird auf diese Aspekte untersucht, wir stehen beim Menschen allerdings erst am Anfang, und wer nicht bis zu acht Jahren auf Forschungsergebnisse warten möchte, probiert es einfach aus. Die Gewichtsreduktion erfolgt als angenehmer Nebeneffekt.

Wie oft sollte ich mich wiegen?
Werfen Sie Ihre Waage weg! Blickdiagnostik reicht, um festzustellen, ob Sie abnehmen sollten oder nicht. Besser ist es, den Bauchumfang zu messen!

Wie steht es mit Heilfasten oder Dinner Cancelling?

Gescheiter ist es, einen Tag zu essen und einen Tag zu fasten. Warum? Da geht es nicht nur ums Abnehmen, sondern um Anti-Aging, also um länger leben. Wenn das alle in Europa machen würden, hebeln wir die Rentenversicherung noch schneller aus, als wir es schon tun. Wir würden die Lebenserwartung um 20 bis 30 Prozent steigern.

Ist Fasten bei Typ-2-Diabetes empfehlenswert?

Grundsätzlich gilt vor jeder Ernährungsumstellung: Mit dem Hausarzt sprechen! Erste Anwenderberichte klingen sehr positiv.

Wie lange kann ich 10in2 durchführen?

Flexibles Abnehmen ist das Stichwort. Manche Anwender berichten, dass sie 10in2 praktizieren (werden), bis sie ihre Wunschfigur erreicht haben. Aber: Es gibt keinen Grund damit aufzuhören, praktizieren Sie 10in2 bis an Ihr Lebensende.

Was ist, wenn ich es nicht schaffe, konsequent zu sein?

Wenn Sie es nicht schaffen, wirklich kontinuierlich einen Ess-Tag und einen Nicht-Ess-Tagen einzuhalten und für Sie zum Beispiel das Wochenende ein Hindernis darstellt, dann beginnen Sie zunächst mit drei Nicht-Ess-Tagen am Montag, Mittwoch und Freitag. Sie werden sehen, dass Ihr Körper nach einiger Zeit auch am Wochenende Lust auf Fasten hat.

Wie viel darf ich an den Ess-Tagen zu mir nehmen?

Essen Sie an Ihren 1ern immer, bis Sie angenehm satt sind. Nicht weniger, aber auch bittesehr nicht mehr. Mit der Fortdauer von 10in2 verlangt der Körper außerdem freiwillig nach gesünderer Ernährung. Hören Sie auf ihn, wenn es so weit ist.

Was ist, wenn ich mal einen Tag aussetze?

Jokertage, das heißt den Nicht-Ess- und Ess-Rhythmus zu durchbrechen, sind Ausnahmen und sollten NICHT zur Regel werden! Aber verboten sind sie auch nicht. In den ersten 3–4 Wochen 10in2 sollten Jokertage mit aller Strenge und Selbstdisziplin vermieden werden. In dieser Zeit stellt sich Ihr Gehirn auf den neuen Essensrhythmus ein und da können Jokertage eher hinderlich sein.

Mir wird beim Fasten schnell kalt. Was tun?

Wenn Sie an den Nicht-Ess-Tagen und insbesondere in der kalten Jahreszeit unter Kältegefühlen leiden, achten Sie darauf, dass Sie viel und heiß trinken. Warme Fußbäder, dicke Socken oder lebende Fußwärmer sind auch nicht verkehrt.

Wie viel darf ich am Nicht-Ess-Tag trinken?

Am besten Sie trinken am Nicht-Ess-Tag viel – idealerweise 2 bis 3 Liter Wasser oder ungesüßten Tee. Wenn Sie möchten, können Sie auch klare Gemüsebrühe trinken.

Sachregister

Rezeptregister

Frühstück & Gebäck

Hauptgerichte…
… mit Fleisch

Hauptgerichte…
… mit Fisch

Suppen

Salate

Vegetarische Gerichte

Bücher

Mehr von Bernhard Ludwig

Anleitung zum Dickwerden. Aufspecken durch Diät. Heyne Verlag
Anleitung zum Herzinfarkt. Leb schneller, besser – kürzer. Heyne Verlag
Anleitung zum Lustvoll Leben - 10in2®. Bernhard Ludwig Eigenverlag
Anleitung zur sexuellen Unzufriedenheit. Hoanzl Verlag
Anleitung zur sexuellen Unzufriedenheit. Goldmann Verlag

Offzielle Website der 10in2-Community: *www.10in2.at*

Science corner (Wissenschaftler zum Thema Fasten), BBC-Film:
Eat, Fast and live longer; SMS-Blutdruckservice, Web-Shop,
Veranstaltungen: *www.seminarkabarett.com*

Mehr über Ernährung & Diät
aus dem Gräfe und Unzer Verlag

Coy, Johannes F.: **Die neue Anti-Krebs-Ernährung.** Wie Sie das Krebs-Gen stoppen.
König, Ira: **99 gesunde Genussrezepte für zwei**
Lützner, Helmut: **Wie neugeboren durch Fasten**
Von Cramm, Dagmar: **Das grüne Kochbuch**

Mehr zu Körper & Seele
aus dem Gräfe und Unzer Verlag

Bimbi-Dresp, Michaela: **Pilates. (mit DVD)**
Emmelmann, Christoph: **Lachyoga. (mit CD)**
Kortes, Antje: Pilates. **Das Drei-Stufen-Programm.**
Schindlbeck, Monika: **Crashkurs Yoga.**
Trökes, Anna: Yoga. **Mehr Energie und Ruhe (mit CD).**
Tschirner, Thorsten: **Der BBP-Express. Aufklappen – aufstellen – üben.**

Der Koch

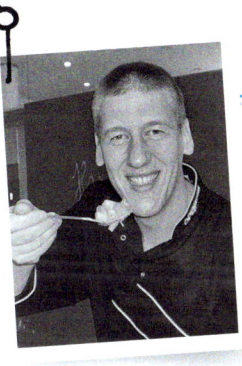

Mag. Erwin Haas
Gelernter Koch, studierter Betriebswirt, leidenschaftlicher Webdesigner, Mitbegründer von OPEN-KITCHEN, seit seinem Selbstversuch, bei dem er 26 Kilogramm in fünf Monaten verlor, begeisterter 10in2-ler, Markeninhaber von 10in2, Betreuer der Facebookseite 10in2.
Kontakt: *erwin@10in2.at*

Essdolmetscher

Eierschwammerl	Pfifferlinge	**M**arillen	Aprikosen
Erdäpfel	Kartoffeln		
		Palatschinken	Pfannkuchen
Faschiertes	Hackfleisch	Paradeiser	Tomaten
Gemüsesuppe	Gemüsebrühe	**R**indersuppe	Rinderbrühe
Germ	Hefe	Rote Rüben	Rote Bete
Hendl	Hähnchen	**S**auerrahm	saure Sahne
		Schlagobers	Schlagsahne
Kren	Meerrettich	Schwammerl	Pilze
Laiberl	Laibchen	**T**opfen	Quark
		Weckerl	Vollkornbrötchen

Expertenverzeichnis

Univ. Prof. Dr. med. Dr. theol. Johannes Huber
Der Facharzt für Geburtshilfe und Frauenheilkunde und Verfasser von 400 Wissenschaftspublikationen sowie 30 Büchern war von 2001 bis 2007 Vorsitzender der Bioethikkommission der Österreichischen Bundesregierung und lehrt heute an der Wiener Universitätsklinik für Frauenheilkunde insbesondere Endokrinologie und Stoffwechsel.
Schwerpunkte: Endokrinologie, Reproduktions- und Präventionsmedizin.
Kontakt: *www.drhuber.at* | *www.meduniwien.ac.at* | *johannes.huber@meduniwien.ac.at*

Werner Kieser, M.A.
Der ehemalige Schreiner, Boxer, diplomierte Krafttrainer und studierte Philosoph ist heute Unternehmer und Begründer der Franchise-Fitness-Kette »Kieser Training« mit Studios vor allem in der Schweiz, Deutschland und Österreich.
Schwerpunkte: *Krafttraining und Rückenstärkung.*
Kontakt: *www.kieser-training.com* | *Werner.Kieser@kieser-training.com*

Ao. Univ. Prof. Dr. Bernhard Ludvik
Der Facharzt für Innere Medizin ist stellvertretender Leiter der Klinischen Abteilung für Endokrinologie und Stoffwechsel, Leiter der Stoffwechsel- und Diabetesambulanz der Klinischen Abteilung für Endokrinologie und Stoffwechsel der Universitätsklinik für Innere Medizin III in Wien, Leiter der Arbeitsgruppe Adipositas und Stoffwechsel sowie Präsident der Diabetes-Initiative Österreich.
Schwerpunkte: *Diabetes, Übergewicht und Fettstoffwechselstörungen.*
Kontakt: *www.bernhard-ludvik.at* | *bernhard.ludvik@bernhard-ludvik.a*t

Univ. Prof. Dr. Frank Francesco Madeo
Der Molekularbiologe und Schriftsteller (»Hymne auf ein liederliches Leben«, Klöpfer und Meyer) lehrt und forscht an der Karl-Franzens-Universität in Graz am Institut für Molekulare Biowissenschaften.
Schwerpunkte: *Gen-, Anti-Aging-, Neurodegeneration- und Spermidin-Forschung.*
Kontakt: *frank.madeo@uni-graz.at*

Prof. Dr. Dieter Magometschnigg

Der Facharzt für Innere Medizin und Klinische Pharmakologie ist Gründer und Leiter des Institutes für Hypertoniker in Wien sowie des »Blutdruck-SMS«-Konzeptes (ein modernes Disease-Management-Tool zur Optimierung der Hypertonietherapie).

Schwerpunkt: *Bluthochdruck.*

Kontakt: *www.blutdrucksms.at | info@bluthochdruck.at*

Univ. Prof. Dr. Andreas Michalsen

Der Facharzt für Innere Medizin und Arzt für Naturheilverfahren ist heute Chefarzt der Abteilung Naturheilkunde im Immanuel-Krankenhaus in Berlin, Stiftungsprofessor für Klinische Naturheilkunde am Institut für Sozialmedizin, Epidemiologie und Gesundheitsökonomie an der Charité-Universitätsmedizin in Berlin sowie Vorstandsvorsitzender der Carstens-Stiftung und Autor von medizinischen Ratgebern und Sachbüchern.

Schwerpunkte: *Heilfasten, Kalorienrestriktion.*

Kontakt: *www.immanuel.de | a.michalsen@immanuel.de*

Mag. Hanni Rützler

Die Gründerin und Leiterin des »futurefoodstudios« in Wien beschäftigt sich als Ernährungsexpertin und Foodtrendforscherin seit vielen Jahren mit der Zukunft der Ernährung. Sie ist Autorin zahlreicher Bücher zu den Themen regionale, europäische Esskulturen, Lebensmittelqualität, Genuss und gesunde Ernährung. Sie ist eine international angesehene Referentin, Beraterin und Workshopleiterin.

Schwerpunkte: *Foodtrends, Geschmackstraining.*

Kontakt: *www.futurefoodstudio.at | office@futurefoodstudio.at*

P.A. Straubinger

Der Filmkritiker und Filmemacher absolvierte ein Diplomstudium an der Wiener Filmakademie. Er ist »Ö3 Filmchef« (Ressortleiter Film) und Moderator im Österreichischen Rundfunk für den Sender Ö3 und veröffentlichte mit »Am Anfang war das Licht« die international erfolgreichste, österreichische Kinoproduktion 2010.

Kontakt: *www.amanfangwardaslicht.at | www.licht-derfilm.de*

Univ. Prof. Dr. Kurt Widhalm

Der Facharzt für Kinder- und Jugendheilkunde, Medizinische und Chemische Labordiagnostik war Leiter der Abteilung für Ernährungsmedizin an der Univ.-Klinik für Kinder- und Jugendheilkunde in Wien und ist Präsident des österreichischen Akadademischen Institutes für Ernährungsmedizin in Wien.

Schwerpunkte: *Kinder- und Jugend-Ernährung, 10in2 Studie seit 02/2011*

Kontakt: *www.meduniwien.ac.at | kurt.widhalm@meduniwien.ac.at*

Impressum

© 2012 GRÄFE UND UNZER VERLAG GmbH, München
Alle Rechte vorbehalten .
ISBN: 978-3-8338-2736-5

Projektleitung und Bildredaktion: Annette Hartwig
Lektorat: Anna Cavelius
Rezepte: Erwin Haas
Illustrationen: Nicola Schaller, Berlin
Kapitelaufmacher und Cover:
Johannes Rodach, München
Foodfotografie: Joerg Lehmann, Berlin
Foodstyling: Max Faber, FoodLive, Berlin
weitere Bilder: Foto Furgler (S. 28, 41), Andreas Pessenlehner (S. 101),
Nina Straubinger-Galehr (S. 21)
Umschlagsgestaltung und Innenlayout: Sabine Krohberger,
ki 36 Editorial Design, München
Satz: Ute Fründt, München
Druck und Bindung: Firmengruppe Appl, Wemding

10in2® ist eine eingetragene Marke von Mag. Erwin Haas und
ein Gemeinschaftsprojekt von Prof. Bernhard Ludwig, Mag. (FH),
Alma Sonnleitner und Mag. Erwin Haas

6. Auflage 2014

www.graefeundunzer-verlag.de

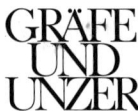

GRÄFE
UND
UNZER

Ein Unternehmen der
GANSKE VERLAGSGRUPPE